U0120444

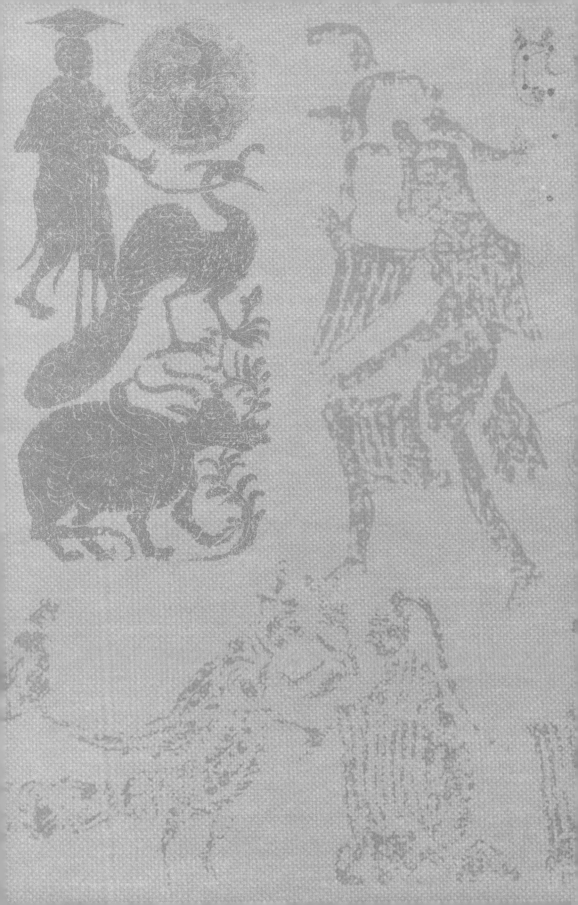

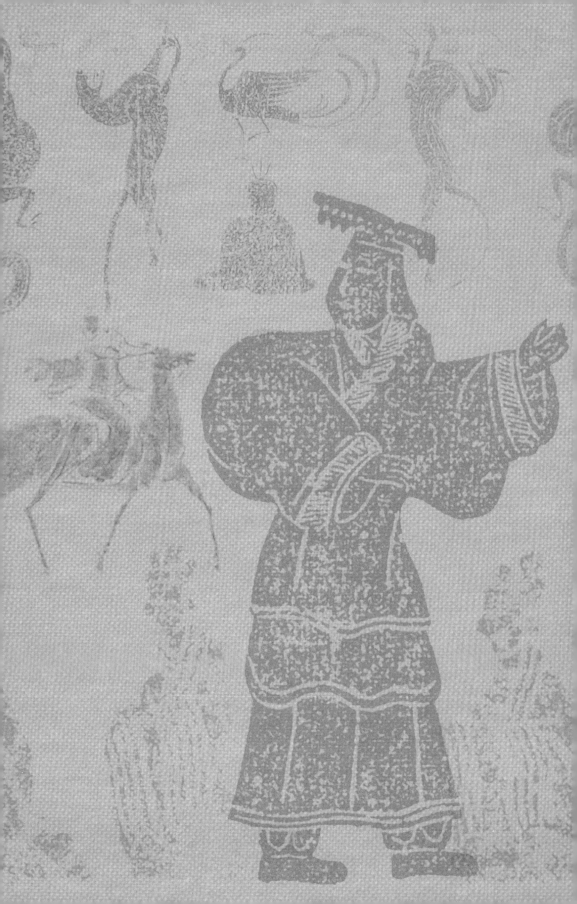

中国古医籍整理丛书（续编）

疫 证 治 例

清·朱增籍 著

曹瑛 鞠宝兆 王宏利 朱辉 朱鹏举 李硕 校注

全国百佳图书出版单位
中国中医药出版社
·北 京·

图书在版编目（CIP）数据

疫证治例/（清）朱增籍著；曹瑛等校注.—北京：
中国中医药出版社，2024.4
（中国古医籍整理丛书．续编）
ISBN 978－7－5132－8572－8

Ⅰ．①疫…　Ⅱ．①朱…　②曹…　Ⅲ．①瘟疫－辨证论
治－中国－清代　Ⅳ．①R254.3

中国国家版本馆 CIP 数据核字（2023）第 223436 号

中国中医药出版社出版

北京经济技术开发区科创十三街 31 号院二区 8 号楼
邮政编码　100176
传真　010－64405721
廊坊市祥丰印刷有限公司印刷
各地新华书店经销

开本 710×1000　1/16　印张 10.25　字数 140 千字
2024 年 4 月第 1 版　2024 年 4 月第 1 次印刷
书号　ISBN 978－7－5132－8572－8

定价　58.00 元
网址　www. cptcm. com

服 务 热 线　010－64405510
购 书 热 线　010－89535836
维 权 打 假　010－64405753

微信服务号　zgzyycbs
微商城网址　https://kdt. im/LIdUGr
官方微博　http://e. weibo. com/cptcm
天猫旗舰店网址　https://zgzyycbs. tmall. com

如有印装质量问题请与本社出版部联系（010－64405510）

前 言

中医药古籍是中华优秀传统文化的重要载体，也是中医药学传承数千年的知识宝库，凝聚着中华民族特有的精神价值、思维方法、生命理论和医疗经验，也是现代中医药科技创新和学术进步的源头和根基。保护好、研究好和利用好中医药古籍，是弘扬中华优秀传统文化、传承中医药学术、促进中医药振兴发展的必由之路，事关中医药事业发展全局。

中共中央、国务院高度重视中医药古籍保护与利用工作，有计划、有组织地开展了中医药古籍整理研究和出版。特别是党的十八大以来，一系列中医药古籍保护、整理、研究、利用的新政策相继出台，为守正强基础，为创新筑平台，中医药古籍事业迈向新征程。《中共中央 国务院关于促进中医药传承创新发展的意见》《关于推进新时代古籍工作的意见》《"十四五"中医药发展规划》《中医药振兴发展重大工程实施方案》等重要文件均将中医药古籍的保护与利用列为工作任务，提出要加强古典医籍精华的梳理和挖掘，推进中医药古籍抢救保护、整理研究与出版利用。国家中医药管理局专门成立了"中医药古籍工作领导小组"，以加强对中医药古籍保护、整理研究、编辑出版以及古籍数字化、普及推广、人才培养等工作的统筹，持续推进中医药古籍重大项目的规划与组织。

2010年，财政部、国家中医药管理局设立公共卫生资金专项"中医药古籍保护与利用能力建设项目"。2018年，项目成果结集为《中国古医籍整理丛书》正式出版，包含417种中医药古籍，内容涵盖了医经、基础理论、诊法、伤寒金匮、温病、本草、方书、内科、外科、女科、儿科、伤科、眼科、咽喉口齿、针灸推拿、养生、医案医话医论、医史、临证综合等门类，时间跨越唐、宋、金元、明以迄清末，绝大多数是第一次校注出版，一批孤本、稿本、抄本更是首次整理面世。第九届、第十届全国人大常委会副委员长许嘉璐先生听闻本丛书出版，欣然为之作序，对本项工作给予高度评价。

2020年12月起，国家中医药管理局立项实施"中医药古籍文献传承专项"。该项目承前启后，主要开展重要古医籍整理出版、中医临床优势病种专题文献挖掘整理、中医药古籍保护修复与人才培训、中医药古籍标准化体系建设等4项工作。设立"中医药古籍文献传承工作项目管理办公室"，负责具体管理和组织实施、制定技术规范、举办业务培训、提供学术指导等，全国43家单位近千人参与项目。本专项沿用"中医药古籍保护与利用能力建设项目"形成的管理模式与技术规范，对现存中医药古籍书目进行梳理研究，结合中医古籍发展源流与学术流变，特别是学术价值和版本价值的考察，最终选定40种具有重要学术价值和版本价值的中医药古籍进行整理出版，内容涉及伤寒、金匮、温病、诊法、本草、方书、内科、外科、儿科、针灸推拿、医案医话、临证综合等门类。为体现国家中医药古籍保护与利用工作的延续性，命名为《中国古医籍整理丛书（续编）》。

当前，正值中医药事业发展天时地利人和的大好时机，中医药古籍工作面临新形势，迎来新机遇。中医药古籍工作应紧紧围绕新时代中医药事业振兴发展的迫切需求，持续做好保护、整理、研究与利用，努力把古籍所蕴含的中华优秀传统文化的精神标识和具有当代价值、世界意义的文化精髓挖掘出来、提炼出来、展示出来，把中医药这一中华民族的伟大创造保护好、发掘好、利用好，为建设文化强国和健康中国、助力中国式现代化、建设中华民族现代文明、实现中华民族伟大复兴贡献更大力量。

中医药古籍文献传承工作项目管理办公室

2024 年 3 月 6 日

许 序

"中医"之名立，迄今不逾百年，所以冠以"中"字者，以别于"洋"与"西"也。慎思之，明辨之，斯名之出，无奈耳，或亦时人不甘泯没而特标其犹在之举也。

前此，祖传医术（今世方称为"学"）绵延数千载，救民无数；华夏屡遭时疫，皆仰之以度困厄。中华民族之未如印第安遭染殖民者所携疾病而族灭者，中医之功也。

医兴则国兴，国强则医强。百年运衰，岂但国土肢解，五千年文明亦不得全，非遭泯灭，即蒙冤扭曲。西方医学以其捷便速效，始则为传教之利器，继则以"科学"之冕畅行于中华。中医虽为内外所夹击，斥之为蒙昧，为伪医，然四亿同胞衣食不保，得获西医之益者甚寡，中医犹为人民之所赖。虽然，中国医学日益陵替，乃不可免，势使之然也。呜呼！覆巢之下安有完卵？

嗣后，国家新生，中医旋即得以重振，与西医并举，探寻结合之路。今也，中华诸多文化，自民俗、礼仪、工艺、戏曲、历史、文学，以至伦理、信仰，皆渐复起，中国医学之兴乃属必然。

迄今中医犹为国家医疗系统之辅，城市尤甚。何哉？盖一则西医赖声、光、电技术而于20世纪发展极速，中医则难见其进。二则国人惊羡西医之"立竿见影"，遂以为其事事胜于中医。然西医已自觉将入绝境：其若干医法正负效应相若，甚或负远逾于正；研究医理者，渐知人乃一整体，心、身非如中世纪所认定为二对立物，且人体亦非宇宙之中心，仅为其一小单位，与宇宙万象万物息息相关。认识至此，其已向中国医学之理念"靠拢"矣，虽彼未必知中国医学何如也。唯其不知中国医理何如，纯由其实践而有所悟，益以证中国之认识人体不为伪，亦不为玄虚。然国人知此趋向者，几人？

国医欲再现宋明清高峰，成国中主流医学，则一须继承，一须创新。继承则必深研原典，激清汰浊，复吸纳西医及我藏、蒙、维、回、苗、彝诸民族医术之精华；创新之道，在于今之科技，既用其器，亦参照其道，反思己之医理，审问之，笃行之，深化之，普及之，于普及中认知人体及环境古今之异，以建成当代国医理论。欲达于斯境，或需百年欤？予恐西医既已醒悟，若加力吸收中医精粹，促中医西医深度结合，形成21世纪之新医学，届时"制高点"将在何方？国人于此转折之机，能不忧虑而奋力乎？

予所谓深研之原典，非指一二习见之书、千古权威之作；就医界整体言之，所传所承自应为医籍之全部。盖后世名医所著，乃其秉诸前人所述，总结终生行医用药经验所得，自当已成今世、后世之要籍。

盛世修典，信然。盖典籍得修，方可言传言承。虽前此50余载已启医籍整理、出版之役，惜旋即中辍。阅20载再兴整理、出版之潮，世所罕见之要籍千余部陆续问世，洋洋大观。

今复有"中医药古籍保护与利用能力建设"之工程，集九省市专家，历经五载，董理出版自唐迄清医籍，都400余种，凡中医之基础医理、伤寒、温病及各科诊治、医案医话、推拿本草，俱涵盖之。

噫！璐既知此，能不胜其悦乎？汇集刻印医籍，自古有之，然孰与今世之盛且精也！自今而后，中国医家及患者，得览斯典，当于前人益敬而畏之矣。中华民族之屡经灾难而益蕃，乃至未来之永续，端赖之也，自今以往岂可不后出转精乎？典籍既蜂出矣，余则有望于来者。

谨序。

第九届、十届全国人大常委会副委员长

许嘉璐

二〇一四年冬

校注说明

  《疫证治例》五卷，清代医家朱增籍著，成书于光绪十七年（1891），刊于光绪十八年（1892）。据《中国中医古籍总目》记载，该书现存两种版本，即清光绪十八年（1892）易知堂刻本、1916年刻本（附《疫证治例补》）。经考察（考评见校注后记），1916年刻本实为清光绪十八年易知堂刻本残本与《疫证治例补》的合订本而非另一个版本。

  本次整理以清光绪十八年易知堂刻本为底本，具体校注原则说明如下：

  一、由于只存一种版本，本书校勘以本校法、他校法和理校法为主。对于本书引用他书文字的校勘，均选用通行本作为他校本。

  二、原本繁体竖排，今依据《简化字总表》改为简体横排，原表示上文之意的"右"径改为"上"。

  三、底本中字形属形近致误者，如己、已、巳不分等，径改，不出校。

  四、底本中的异体字，径改为规范字，如痹改为痹，𧿒改为脉，蚘改为蛔、盌改为碗、煖改为暖等。依循名从主人之例，人名中的异体字不改，如立莑不改为立菴。

  五、底本中的古字改为今字，如藏改为脏、府改为腑、胎改为苔、内改为纳、沈改为沉等。

  六、底本中的通假字不改，如王通旺、信通伸、人通仁等，不常见者出注说明。

  七、本书玄、弦、宏有缺笔避讳者，改回原字。

八、药名处理

1. 中药别名和省称不改，如川连、北细辛、萋蕤、黑参等，均保持原貌，不常见者出注说明。

2. 药名中含不规范用字、异体字者径改为通用名。如括蒌改为栝楼，蝉酥改为蟾酥，蝉退改为蝉蜕，琐阳改为锁阳，桔根改为桔梗，川山甲改为穿山甲，白微改为白薇，蒙石改为礞石，霍香改为藿香。

3. 属校勘范围的药名错误随文出校说明。

九、原书每卷卷端有"湘乡太廓子朱增籍兰台氏著，婿戴长铨镜渠校字，男光馥树桂及门诸子同参订"字样，今一并删除，特记于此。

十、原底本凡例之后、正文之前有目录，今予重编。原目录与正文有出入之处，在正文相应位置出注说明。

十一、原凡例第十四条所列"纲领""条目""精义""要言""断句"等标识符号见于正文者均删除。

十二、原文中附有朱增籍之子朱光馥按语若干（见卷四、卷五），门人颜泽腾（益善）按语（见卷二），颜益善《三甲散论》（见卷四）等，改用楷体以示区别。

十三、朱光馥著《疫证治例补》（1916 年刊行），是对其父《疫证治例》的补充，两书内容关联密切，特附录于本书之末。

另外，研究生孔展、滕少华为本书的整理做了大量工作，在此表示感谢！

卿叙^①

《周礼·夏官》方相氏^②帅百隶而时傩，以索室驱疫。《月令》谓地气沮泄，民必疾疫^③。《内经》论五运六气，水火加临，刑德互易，不言疫而疫实由之。居恒每慨，古之为医者，洞晓阴阳，道进乎技，何于治疫独缺？及读《前汉书·艺文志》，《内经》《难经》编帙之多，不止世本所传，疝病、痹病、痿病论，各数十卷，今皆无存，可知治疫一门散亡久矣。又可吴氏，生数千载后，独阐其秘，信乎灵心慧舌，第主达原以逐疫，其后攻里养阴，不过数方。后人变为凉表，芪、术诸药不在禁例，立说较圆，法犹未备。至元御黄氏指麻痘为热疫、寒疫，分六经以出治，似特为治疫者别开生面，尚未以之治疫也。

吾友朱君兰台，聪颖过人，少通经史，长业岐黄，近作《疫证治例》一书，融会古义，推本长沙，用芦根之甘寒易达原之峻厉，选用诸方，各从其类，似创实非创也。夫六经不止为伤寒设，《内经》"一日太阳"一条，明指类伤寒，为言疫证，何独不然？《难经》虚损一节，顺传、逆传，不外六经，内伤且然，况疫自外感乎？然则诸病统于六经，六经各有主药。察化气之性情，验禀赋之强弱，因寒因热，变通尽利，医道思过半

---

① 卿叙：此标题原无，据底本版心补。

② 方相氏：周代官名，职掌驱除疫鬼的仪式。《周礼·夏官·方相氏》："方相氏掌蒙熊皮，黄金四目，玄衣朱裳，执戈扬盾，帅百隶而时傩，以索室驱疫。"

③ 地气沮泄，民必疾疫：语出《礼记·月令》："命有司曰：土事毋作，慎毋发盖，毋发室屋，及起大众，以固而闭。地气沮泄，是谓发天地之房，诸蛰必死，民必疾疫。"孔颖达疏："令地沮泄，谓泄漏地之阳气。"

矣。然而岂易言哉！朱君自言受学于平石王公。公旷逸卓越，所为诗歌，吾少时尝儗之储、韦①一流，其治病不主故常，能于古书外自出新意，故投之立效。朱君渊源王公，又能即所学于公者，自出新意，兹编可覆而按②也。余于医书，涉其藩，未探其奥，不敢强作解事，谬为称美。顾世之善医者不少矣，读朱君之书，自能斯爱斯传，流播无穷。且明效大验，卷末各按，朱君已凿凿自言之，又岂待余之附赘而垂疣？故特书大意于简端，以见朱君为医中国手，不背古亦不泥古，可为有志学古者法尔。

教弟③果夫卿中瓒拜撰

① 储韦：似指唐代诗人储光羲、韦应物。
② 可覆而按：可以审察核实。覆按，审察，查究。
③ 教弟：有姻亲关系的外戚。

邓叙①

岁辛卯，吾友朱君兰台出所著《疫病论》见示，且索叙。余叙何足为君重！生平于医学毫无心得，今欲强夏虫而语冰，既无当高深，且益足为识者哂。虽然，余则何能已已？余以乙亥岁犯烦热，延君诊治，谓是心血过耗，游骑无归，火散之，吾从而收之，前后处数方，其病如失。今之苟延残喘，眠食如常者，皆君赐也，虽不文，其曷敢辞？

君之医，得名三十有余载，往岁从晴涟师游，雅善君。君齿与余埒②，资性亦不相上下，顾余呰窳③无状，君聪强坚卓，三代两汉之书罔弗读，读未澈，虽夜分不少休。时攻制举文，满拟甲乙科可垂手得，既不第，遂专治方书。问道王公平石，研经石龙山，祖述《金匮》诸书，风雨一编，澄思渺虑，庶几独有千秋也者，而誉望竟自此隆隆起。余每访君，辄外出赴人，远近请尾之，又为人中途侦邀，递送迎嬲④不得归。归则户方扃⑤，肩舆、马仆、书刺已杂遝⑥至，甚或裹粮携杖，诣就诊，乞方药，坌集⑦一时。蹙者弃杖，蛊者约带，羸者控拳，皆称之曰良医良医，无异词，而君不以此自喜，对人语诗古文辞及阴阳术数，辨古今事当否，论人高下，俱有夙契，偶尔测脉审

---

① 邓叙：原作"序"，据底本版心改。
② 埒（liè 列）：同等。
③ 呰窳（zǐ yǔ 子字）：苟且懒惰。
④ 嬲（niǎo 鸟）：纠缠，搅扰。
⑤ 扃（jiōng 坰）：关门。
⑥ 杂遝（tà 沓）：众多，杂乱。
⑦ 坌（bèn 笨）集：聚集。

证，应弦赴节，究亦不自知。其所以然，大都规矩神明，了然心口，故有垩尽而鼻不伤①之妙。昔宋文宪②公《赠医师周汉卿序》，仿史迁《仓公列传》，疏其所治十余人病状，欲以备国史之采。集中医案，殆亦有见于此，愧余力薄，无以张之。序君集，知君利物济人，原不专在医，即以医论，亦不专在疫病，然即此见君之解悟，出入长沙，而总以《伤寒》六经为宗旨。吴又可先生《瘟疫论》行世，由今观之，尚有书不尽言、言不尽意之处。君治病不主故常，而立方简老。当病势危笃时，群医咋舌，奏刀騞然③；或众人嘻嘻，则又戒曰是不治已，而卒如其言。请者至，以君之去留决休咎④，而君以是遂应接不暇。闻君著述甚富，是集第全豹之一斑，其亦救世之婆心，有不得已者与？海内先睹为快，宜何如珍护而寻绎之也。是为序。

光绪十七年辛卯季冬月研愚弟邓湘杰谨撰

---

① 垩尽而鼻不伤：典出《庄子·徐无鬼》：“郢人垩漫其鼻端，若蝇翼，使匠石斫之。匠石运斤成风，听而斫之，尽垩而鼻不伤。”此比喻医技精湛。垩，白色的土。

② 宋文宪：即明代宋濂。明武宗时追谥“文宪”。

③ 奏刀騞（huō 豁）然：出《庄子·养生主》。此处比喻仓促施治。騞然，疾速。

④ 休咎：吉凶。

谢[①]叙

古有凝神于藐姑射之山者，乘云气，御飞龙，能使物不疵疠[②]而年谷熟。此所谓通造化、助生成，功至巨而德至宏也。遥望古今，有几人哉？则与众并生，苟有术以济之，其亦可以无负矣。吾友朱君兰台先生，二十年前相晤于其族翠峰司马家，与余论人身水火之不可偏胜，一言结契，遂成莫逆。盖其性善悟，其业于人有济，而进之又有以康济其身。故至则余辄喜，相与剧谈，竟夕不倦。其后余南北奔驰，频年在外，间亦握手为欢，而求如往日之深谈，已不可得。及至郴州，兀坐冷署，万山森列，罕闻足音，感念曩昔，弥怀兰台不置。乃离绪方殷，故人书至，具言近著《疫证治例》书五卷，而其治疫之道，则悟出芦根一方，效捷桴鼓，读之若为其所新得，而余追维往事，兰台不尝以芦花已余牙根之血乎？然吴下阿蒙，今昔殊观，兰台之悟，盖有进焉者矣。汉时郴地有苏仙者，上升时别母曰：明年郡有疫，庭前井水、橘叶可救之。及疫作，服者果立愈。至今药肆常书"橘井流香"四字，而未闻有用之著奇效如当日者。则仙机之妙，人所难明，非似兰台著书传世，凡遇是证者皆可施是方也。近世风会日薄，偏驳之气恒中于人心，而水旱疠疫之灾又叠出而为患，欲为荡涤消除，非实有心得者每苦于束手无策。兹兰台物理之格若是，则济人固已善其术，

---

① 谢：原无，据版心补。
② 疵疠：灾害疫病。

而所以康济其身者，当益悟之精而行之笃矣。兰台勉乎哉！安知异日不将凝其神而可化物之疵疠耶？因不揣固陋，书以遗之。

光绪十八年二月愚弟谢宝圭谨叙于郴州学署之玩易轩

自叙[①]

籍受学房叔晴涟明经最久，叔常言学须有济于世，籍因思医者济世之一端，遂业医。医书汗牛充栋，每当披览之余，汪洋浩渺，莫识指归。后从先师王平石公游。公示籍曰：是道当奉张长沙《伤寒》《金匮》二书为圭臬，果能潜心玩索，游刃有余，博及群书，亦不过二书之绪余而已。籍领命归，考道石龙山，研求《伤寒》经旨，颇见六经大意，继读《金匮》，益知赤文绿字[②]，神妙莫名，文理虽变，其大要皆浑化六经而立言，从是画方治人，每多桴鼓相应。第疫气流行，何地蔑有？溯厥病由，经文阙如，于是广采先贤著说，皆谓疫从口鼻而入，而其立论出方彼此不同，茫无定律，闷然于心者几历年矣。光绪戊子，治小子光馥疫病，悟出沴[③]入口鼻，直干气道，邪正混合，弥漫匡廓，与伤寒始异终同，出入不出乎六经之理。厥后临证谛审，更觉此理确然不易。信乎！长沙医中之圣，六经万病之溪，而吾师所谓群[④]是其绪余，诚见道之言也。籍不敏，虽未窥长沙洞奥，而疫病之机轴出入，当要宗长沙六经之例以为治。若云济世，则吾岂敢！

---

① 叙：原作"序"，据版心改。
② 赤文绿字：又作"绿文赤字"，古代传说中的一种符瑞。
③ 沴（lì 力）：恶气，疫气。
④ 群：据上文，似当作"群书"。

凡例

——是编以张长沙六经为主，逐条分晰。医者必先深究六经，洞悉脏腑。临证时相渗邪之出入，审元气之厚薄，用药方中肯綮，庶免蒙混之弊。

——论中渗邪直干中道，其传布该以"出入"二字。盖脏腑居匡廓之内，六经循匡廓之外，故邪溢三阴之经，亦以"出"字隶之。医者治疫以中道为机轴，则三十辐共一毂矣。而邪气之出入，又何能逃其炯鉴乎？

——论中虽寒热并举，其实渗乃热邪，从热化者十之八九，从寒化者十之一二。彼脏腑平和，元气博厚，热从热化，固不待言，即元气不甚薄弱，亦每多从热化。若素禀阴脏，渗邪一入，无不从寒而化。又有过服寒凉，元气受伤，邪从寒化者亦不少。须谛审病证，不可草率。

——疫病初起，如审证不确，无妨照常法治之，如败毒散、羌活汤、小柴胡汤之类，疏散邪气。不愈，乃以疫病方揣之，最为稳洽。

——伤寒六经皆有表证。前贤注释将三阳经证提出，以桂枝、麻黄、大小青龙等汤治太阳，以葛根汤治阳明，以小柴胡汤治少阳，而于三阴经证隐而不发，以致后世医者当邪入三阴，混同论治，悖戾长沙经旨。斯编将三阴经证提出，而脏证跃然在目，临证逐一分辨，庶不差谬。至合病、并病、坏病、阴阳易病、食复、劳复等病，当按长沙法为治例，因集隘不能备述，读者谅之。

——长沙六经逐一分治，不差累黍，在伤寒本无遗漏，自

《卒病论》失传，而后人于疫病各逞己见，议论纷出，与圣经不无相悖。斯编以芦根方为主，直达疫所，俟疫邪溃后，相其出入，按证施治，仍不外乎六经，所谓变而不离其宗也。

——叶天士以疫邪从口鼻而入，分布三焦，是也；谓与伤寒六经大不相同则非。盖万病不出六经，舍六经而言治，则治非其治矣。余自临证以来，凡遇疫病，先行透解，不辄用寒凉掩遏①邪气。轻者随愈，重者必出此入彼，看邪在何经，按经用药，无不切中病情，此六经治例所由而作也。知我罪我，付之而已。

——渗邪直干中道，弥漫三焦，膻中正受薰②蒸，所以初起每多神识不清，只得透发渗邪，神识自清。若叶天士、吴鞠通辈，当疫邪初起时，见有神昏之证，辄用牛黄丸、至宝丹掩遏邪气，与杨栗山③肆用寒凉，同一关门逐贼之举，读是书可以悟知。

——渗邪直干肺胃，多发咳嗽，日则微热，入暮发热更甚，脉沉数，或中取而数。医多以劳瘵治之，缠绵不愈，辨的是疫，即投芦根方，照咳嗽加减法治之，无不应手取效。亦有虚损日久，服补剂不效，如值疫气流行，务宜审慎夹疫。夹疫者必先解疫，然后理损，乃克有济，否则贻误匪浅。

——是编选药不一其类，全在临证时斟酌运用。如太阳方五苓散中白术助其转输，而有热蓄膀胱，不宜白术而宜滑石、木通者；如太阴方理中汤燮理阴阳，而有邪陷太阴，加桂枝以

---

① 掩遏：压制。掩，原作"淹"，据下文改。
② 薰：通"熏"。
③ 杨栗山：即杨璿，别名杨浚，字玉衡，号栗山，清代河南省归德府夏邑县（今属河南商丘）人。精通经典，对伤寒与温病颇有研究。

升陷邪者。若此之类，不可枚举，在医者圆机审取，故论中以辈字该之。

——是编所录诸方，悉出长沙。长沙书所未备者，窃取前贤名方附之，汤下旁注姓字，以明方所从来。其有云某方未注姓字者，是余得诸方外别传，亲手取效，可补前人之缺，故亦附之。

——编中方解有全录前贤旧说者，必首举其姓名。间有独下己意者，即冠一"按"字，苦为分明，以示不敢掠美耳。

——编末治疫医案若干，则皆生平用心体贴，亲见效验，与论中所言各证，实相符合，故特表而录之，令阅者知余论中所载，确有明征。其大头瘟、捻颈瘟、软脚瘟诸案，虽论中所未及，而方书瘟、疫同论，不可弃也。其《致王槐溪书》，虽属一时赠答之文，究系治疫正论，与诸案互相发明，亦备录之。

——编中纲领处用连△，条目处用单△，精义处用连○，要言处用连●，断句处用单●，逐一标识，庶阅者开卷了然。

——是编以治疫命名，则六淫、劳伤、杂病等案，本不宜混入，因序例中有"万病不出六经""六经为万病之溪"等语，故略附数十则以发其凡，六淫、劳伤、杂病论俟续出。

目 录

附　《疫证治例补》

卷一

疫病论

风寒暑湿燥火，六气失时，是谓六疹。疹，恶气，抑毒气也。疹气之作，多值阴阳胜复①、二五②驳杂之候，晦雾蒙空，黄沙蔽天，虽平原旷野，与岭南之岚瘴同气。人在气交之中，呼吸吐纳，清浊混淆，中其毒者，率由口鼻入。口气通地，鼻气通天，口鼻受邪，直干肺胃，稽留气道，蕴蓄躯壳，病发为疫，证类伤寒。来路既异，初治与伤寒迥殊，及其传布六经则一也。伤寒邪自外入，由皮毛而肌肉，而筋脉，而脏腑。疫病邪自中作，或出而三阳三阴之经，或入而三阳之腑、三阴之脏，听邪气之出入以为出入。而邪气之出入，又每随人元气之厚薄、脏腑之寒热以为传化。医者当随邪气之传化以施治，不可泥古以疫为热邪，辄用寒凉，草菅人命也。所创芦根方，随邪气之传化运用抽添，用之得当，药入口，表气即通，有从汗或衄，或斑疹，或战汗而解者；有表气通而里气亦随之而通，或从小便黄赤，或大便溏，或下黑水，或下黑血而解者；有里气通而表气亦随之而通，郁热一下，登时发疹，或汗出而解者。盖以斯方透发疹毒，邪无附丽故也。其或疹邪胶固，缠绵中道，蕴蓄三焦，上极而下，下极而上，如胶投漆，莫之能离，如油入面，莫之能出，当从中道驱逐。邪结在上，栀豉、二黄汤辈；

---

① 胜复：指"五运六气"在一年之中的相胜相制、先胜后复的相互关系。

② 二五：指阴阳与五行。

邪结上中，陷胸、泻心汤辈；邪结三焦，防风通圣散、三黄石膏、犀角地黄汤辈，则不虑稽留中道之为害也。若服芦根方，中道渗毒虽借透发而邪溃，而传三阳经腑，当按三阳经腑证例治之。邪溃而传三阴，出而太阴之经，桂枝加芍药汤；少阴之经，麻黄附子细辛汤、四逆散；厥阴之经，当归四逆汤辈。入而三阴之脏，则有寒有热，辨证最宜分晓。如其人元气素王，随阳化热者，黄连阿胶、桂枝大黄、白头翁汤辈，按三阴热证例治之。如其人元气素衰，随阴化寒者，四逆、理中、吴茱萸汤辈，按三阴寒证例治之。然治法如此，而奏效殊难。服四逆辈，正信①邪诎②，有溅然汗出，还表而解者；有中气有权，秽恶随下，还腑而解者；有邪不服，病似小愈，过数日而又肆其虐者。盖渗虽随阴而化，终属热邪，四逆辈能扶阳不能祛渗，以渗邪滋蔓故也。当此之际，在视人之正气以匡救之。如正将复而邪盛者，间用清润之品，玄、麦、生地黄辈；或用攻于补，黄龙汤辈；用剿于招，附子泻心汤辈。俟邪稍退又当顾正。如正未复而邪盛者，当清补兼投，炙甘草汤、元③麦地黄汤、玉女煎辈，或寒温并进，连理汤、黄连汤、乌梅丸、白通加猪胆汁汤辈，正复而邪亦徐服。此等治法，在旁观鲜不以为用药颠倒，而不知治疫而至三阴，医者非三折其肱，不能随机应变，因病制方也。虽然，邪之出入三阳三阴，与正伤寒小异而大同，若初起而审辨不确，鲜不以疫病误作伤寒者。辨之之法：

——在色：伤寒初起面色光洁，疫病初起面色晦滞。

——在舌：伤寒之舌，在表色白，入里则黄，由黄而燥而

---

① 信：通"伸"。
② 诎（qū 区）：屈服。
③ 元："玄"的避讳字。下文"元府""元参"等同。

黑。疫病之舌，初起或白，或白厚，或白黄，或淡黄，或黑黄，甚至多有肿者。迨传入胃则燥黄而黑，然黑黄亦有随三阴寒化而见，尤宜参证审辨。

——在神：伤寒初起，神不昏迷，至传里入胃，始神昏谵语。疫病初起，神识不清，扰乱烦躁，如醉如痴，妄见妄言。

——在气：伤寒初起，室中有汗臭气。疫病初起，另有一种秽气触人，鼻观①善者入室便知。

——在耳：伤寒邪传少阳，始有耳聋之证。疫病初起则气逼两耳，恍若瓮覆，甚者万籁交集，殊难耐过。

——在热：伤寒初起，发热恶寒，头疼体痛。疫病初起，证类伤寒，或先憎寒而后壮热，或壮热微觉恶寒，沉沉默默，其热入暮更甚，无汗。

——在头：伤寒初起，头项强痛。疫病初起，头颅紧箍，或痛，或眩晕。

——在腹：伤寒入里，乃腹满胀痛。疫病初起，脐腹多板实不灵。

——在觉：伤寒初起，有无烦热疼痛，确觉其处。疫病则内腑挥霍撩乱，无可奈何，莫名其状，莫觉其所。

——在脉：伤寒自外而入，初起脉多浮，或兼紧，兼缓，兼长，迨传入里始不见浮，至数清楚。疫病自中而作，初起脉多沉取，或中取，有数有迟，迨自中达表，其脉多中取而数，或兼弦，兼紧，至数模糊。

凡此数端，亦不必求备，但有三四确证，即以疫病方揆之，而自不至指鹿为马也。

① 鼻观：鼻孔。此指嗅觉。

光绪戊子秋，小儿光馥染疫，当万难措手之时，绅绎①古今治疫名方，窃取其中药品之精粹者，名曰芦根方，投之立应。越二年庚寅，疫又盛行，检是方与人，无不应手取效。虽由一时冥悟，亦或鬼神通之，谨缕陈病原，胪列方治。若能寻余所集，纵疫邪变证百出，而规以中道六经，殊少剩义②。至入乎法中，超乎法外，览吾言而筌蹄相忘③，是所望于后之君子。

芦根方 征验脉证，详前论中。

芦根鲜者一二两，干者五六钱　全蝉蜕去泥土，三钱　僵蚕三钱
金银花三钱　生甘草二钱　薄荷二钱

按：芦根甘寒，益胃清热。方书载为胃药者，以甘也。吾以是物居污泥中而洁白如雪，中虚多节，又似肺管，以色以象，直入肺胃，解沴毒而不伤正气，故为肺胃要药。薄荷辛凉疏表，银、草清热化毒。蚕食桑，桑乃东方神木，上应箕宿④，蚕独食此，得气之清，虽因风而僵，而又善于化。蝉胎于秽，关尹子云：蜣螂转丸，丸成而精思之，而有蠕白者存丸中，俄去壳成蝉。用此径入沴气中，同气相求，且性最清洁，出秽恶而不染，日吸风露而又善于脱。沴气伏留清道，得此二味善脱善化之品，相解于无声无色之中，真有匠石斫鼻、庖丁解牛之妙。

释芦：芦生下湿陂泽⑤之中，形似竹，中空色青，其大者高数丈，叶长似箬音弱，南人取箬叶作笠，及裹茶盐，包米稷，女人以衬

---

① 绅绎：理出头绪。也作"抽绎"。
② 剩义：指片段不成系统的余义。
③ 筌蹄相忘：即得鱼忘筌、得兔忘蹄，出《庄子·外物》。比喻已达目的，即忘其凭借。
④ 箕宿：星宿名，为二十八宿之一，东方第七宿。
⑤ 陂（bēi 杯）泽：湖泽。

鞋底，小者叶短似竹，皆抱茎而生。其花名蓬蕽，葱蔚可爱，能止衄血。按：芦又名蒹，名葭，名薕，名萑，名苇，名荻，名菼，名蘆。毛苌①《诗》疏云：初生曰葭，未秀曰芦，长成曰苇。是葭、苇即芦之别名也。《尔雅》蒹薕疏云：苇之未成者为蒹，一名薕。陆玑《诗疏②》云：蒹，水草也，坚实，牛食令牛肥强。青、徐人谓之薕。是蒹、薕即苇与芦之别名也。《周官》：席用萑。注云：萑如苇而纫③。《诗》：八月萑苇。疏云：初生者为菼，长大为蘆，成则为萑。是萑、菼、蘆，又苇与芦之别名也。《说文》：荻，萑也。《晋书》童谣：官家养芦花为荻。是荻又苇与芦之别名也。总之，蒹、葭、萑、苇、芦、荻、菼、蘆通为一物，不容区分，其根入药，性味皆同，所以异名之者，因其生长次第而别之也。用者必取水底味甘平者，其露出及浮水中者，并不堪用。又别有一种，植生园堑，名为岸芦，其枝干叶穗皆同，而其性迥别，不宜入药。盖惟下湿之芦，气味甘寒，乃可以之治热也。此物多生大江堤畔，我境僻处山谷，惟溪涧池沼间，间有生者。医者宜平常留意，以便临时认取，若或近处绝无，必在江畔预为采归，蓄诸药笼，值疫气流行之年，功用不小。

芦根方兼证加味法

元气王者，加黄芩、白芍、知母、连翘。元气衰者，加人参、葳蕤或生黄芪。血亏者，加当归、白芍、生地黄。中寒而

---

① 毛苌：西汉赵国人（都城在今河北省邯郸市），世称"小毛公"，与毛亨一起注释《诗经》，并得以流传后世，故《诗经》又称毛诗。

② 诗疏：指三国吴学者陆玑所著《毛诗草木鸟兽虫鱼疏》二卷，此书专释《毛诗》所及动植物名称。

③ 纫：通"韧"，柔软而结实。

呕者，加生姜、半夏、藿香。火逆而呕者，加石膏、橘皮、竹叶、半夏。咳嗽属寒者，加陈皮、茯苓、半夏、桔梗。属热者，加贝母、花粉、杏仁、麦冬。胸膈满者，加枳壳、桔梗。咽喉肿痛者，加连翘、牛蒡子、元参、桔梗、马勃、荆芥。渴者加竹叶、花粉、石膏。衄者，加侧柏叶炒黑、白茅根。外寒束疫者，加麻黄、杏仁、石膏。正值岭南岚瘴之地，加苍术、荆芥或藿香。

先定主药，然后相渗邪出入兼证加味：

兼太阳之经，加羌活。按：羌活气甚秽恶，与渗同气，邪溢太阳，羌活最宜，但胃虚人不可服，服之令人呕，宜麻黄或桂枝。兼阳明之经，加葛根。兼少阳之经，加柴胡。此治渗邪兼出三阳之经，分经出治也。然渗邪稽留气道，多匿而难达，大要以出表为顺，入里为逆。吾每于初起时，即加羌活、葛根、柴胡三味，并三阳而提之，极为捷效。

兼太阳之腑，加木通、泽泻、滑石。兼阳明之腑，加石膏、知母，大便实者加芒硝、大黄。兼少阳之腑，加黄芩。此治渗邪兼入三阳之腑，出其治法也。渗气与正气混合，得芦根方，相其出入加味，诚执中用两之道，渗邪每多解散而愈。如不愈，而渗气胶固中道，按中道例治，出入三阳三阴，按六经例治，方法胪列于后。

卷二

邪留①中道治例

渗邪郁结上焦，壅塞心胸，胸中窒，烦热，或发汗吐下后虚烦不眠，剧者反覆颠倒，心中懊憹，栀子豉汤主之；若素有饮邪，挟饮上滞，胸中痞硬，气冲咽喉不得息，寸脉微浮，瓜蒂散主之；其或渗炽上部，咽喉肿痛，头面肿大，口疮目赤，二黄汤主之。

渗邪郁结上中二焦，虚邪则心下痞满，按之自濡，脉关上浮，大黄黄连泻心汤主之；痞而恶寒汗出，附子泻心汤主之；痞而发热呕逆，半夏泻心汤主之；痞而下利腹鸣，干呕心烦，甘草泻心汤主之；痞而下利腹鸣，干噫食臭，生姜泻心汤主之；痞而噫气不除，旋复代赭石汤主之；痞而尿闭燥渴，五苓散主之。

实邪则心下结硬，痛不可近，脉沉紧，大陷胸汤主之；结硬，项强如柔痓状，大陷胸丸主之；结硬，微热，但头汗，为水结，大陷胸丸主之；结硬，漱水不欲咽，为血结，抵当汤或桃仁承气汤主之；结硬正在心下，按之始痛，脉浮滑，为小结，小陷胸汤主之；结硬，身无大热，口不燥渴，为寒实，三物白散主之。又有寒实结胸，因屡经下后，虚气上逆，胸膈高起，手不可近，枳实理中丸主之。

按：结胸、痞满，在伤寒由误下，在疫病自中作，多有不经误下传变，听渗邪乘其虚实而干之，以邪原在中道，所伤至

---

① 留：原目录作"结"。

易也。

　　渗邪蕴蓄三焦，大热烦渴，脉洪数，表实无汗，三黄石膏汤主之；里实秘结，三黄汤主之；表里俱实，防风通圣散主之；尿赤而涩，凉膈散合天水散主之；热甚斑狂，烦躁谵语，黄连解毒汤主之；身热脉和，目赤唇焦，神昏独语，状如醉人，导赤各半汤主之；烦热惊狂，多言喜笑，水不制火，二阴煎主之；壮热发斑，吐衄便血，漱水不咽，犀角地黄汤主之。

汇方

栀子豉汤

栀子　香豉

　　水煎，温服。得吐者，止后服。凡用栀子汤，病人旧微溏者，不可与服之。

　　若少气者，加甘草，名栀子甘草豉汤。若呕者，加生姜，名栀子生姜豉汤。若下后，心烦腹满，卧起不安者，去香豉，加厚朴、枳实，名栀子厚朴汤。若大下之后，身热不去，心中结痛者，去香豉，加干姜，名栀子干姜汤。

　　钱斗保曰：烦热、胸中窒者，以所陷之邪轻，故只烦热、胸中不快也。栀子苦能涌泄，寒能胜热。香豉轻腐上行，佐栀子使邪热上越于口，庶一吐而胸中舒，烦热解矣。若发汗吐下后，虚烦不眠，剧者反覆颠倒，心中懊憹，是邪热乘虚客于胸中所致。既无可汗之表，又无可下之里，故用栀子豉汤，顺其势以涌其热，自可愈也。有前证，若更加少气者，是热伤其气也，加甘草以扶之；若呕者，是热迫其饮也，加生姜以散之；若下后，心烦腹满，卧起不安者，是热与气结壅于胸腹之间，故宜栀子、枳、朴涌其热气，则胸腹和，而烦自去，满自消矣。

若大下之后，身热不去，心中结痛者，是表热里寒之证，故惟以栀子之寒、干姜之热，并举而涌之，则解表温里两得之矣，岂尚有身热结痛而不尽除者哉？

瓜蒂散

瓜蒂炒黄　赤小豆

上二味，各别捣筛，为散已，合治之。取一钱匕，以香豉一合，用热汤七合，煮作稀糜，去滓取汁，和散，温顿服之。不吐者，少少加服，得快吐乃止。诸亡血虚家，不可与瓜蒂散。按：热甚者，加栀子更佳。

方有执曰：胸中痞硬，痰涎塞膈也。气冲咽喉不得息，痰饮上逆，或谓喉中声如曳锯是也。瓜蒂散瓜蒂苦寒，能吐顽痰而快膈；小豆酸平，善涌涎沫而逐饮；香豉能起信而潮汐，舟载二物上行，庶使胸膈之邪一涌而出。此所以为吐剂之神方也。

按：瓜蒂散，长沙不注出何项瓜蒂，遍访同人①，亦不知之，皆谓瓜蒂失传。细领性味，乃知涌吐不在瓜蒂而在赤豆、香豉。赤豆即药肆中常用之赤豆，啮之即上涌而吐，合以香豉轻腐上行，诚为涌吐之神品，而以瓜蒂命名者，取其上悬，使邪在上者一涌而出，不得传布中下二焦之义也。南瓜蒂、甜瓜蒂为上。今而后，吾愿同人勿借口瓜蒂失传，力复古法，其治法之神，有莫神于此者。

二黄汤

黄连　黄芩　甘草

水煎，食后服。

---

① 人：通"仁"。

钱斗保云：三黄汤，用黄芩泻上焦火，黄连泻中焦火，大黄泻下焦火。三焦实火，大便实者，诚为允当。若大便不实者，黄连解毒汤证也。以大黄易黄柏者，因其下焦热结未实也。加栀子者，使其热不从大便出而从小便出也。上中二焦实火，用凉膈散。若夫上焦实火，则以三黄汤之大黄易甘草，名二黄汤，使芩、连之性缓缓而下，留连膈上。张洁古以凉膈散减硝、黄加桔梗，亦此义也。虽同一泻火之剂，而其中上下缓急轻重之不同，此皆加减转换法也，不可不知。

大黄黄连泻心汤

大黄　黄连

上二味，以麻沸汤二升渍之，须臾，绞去滓，分温再服。

钱斗保曰：痞硬虚邪，而用大黄、黄连，能不起后人之疑耶？仲景使人疑处，正是使人解处，后人未能细玩，不得其法，竟煎而服之，大悖其旨矣。观其以滚沸如麻之汤渍大黄、黄连，须臾绞去滓，仅得其无形之气，不重其有形之味，是取其气味俱薄，不大泻下。虽曰攻痞，而用攻之妙，不可思议也。

附子泻心汤

大黄　黄连　黄芩　附子炮，别煮取汁

上四味，切三味，以麻沸汤二升渍之，须臾，绞去滓，纳附子汁，分温再服。

方有执曰：痞本阴邪内伏，而虚热上凝，复恶寒汗出，则表虚而阳不为卫护可知矣。泻心汤固所以为清热倾痞之用，加附子盖所以为敛其汗而固其阳也，黄芩为附子而更加，表里两解具见矣。

半夏泻心汤

半夏洗　黄连　黄芩　人参　干姜　甘草炙　大枣

水煎，温服。

成氏曰：否而不泰为痞。苦先入心，泻心者必以苦，故以黄连为君，黄芩为臣，以降阳而升阴也。辛走气，散痞者必以辛，故以半夏、干姜为佐，以分阴而行阳也。欲通上下、交阴阳者，必和其中，故以人参、甘草、大枣为使，以补脾而和中，则痞热消而大汗以解矣。

甘草泻心汤

甘草炙　黄连　黄芩　干姜　半夏洗　大枣

水煎，温服。

程郊倩曰：痞而下利腹鸣，干呕心烦，是胃中空虚，客气上逆之故也。主之以甘草泻心汤。干姜、大枣、半夏、甘草温调胃土，制住下焦之阴邪不得上逆；黄芩、黄连清肃客热，彻去上焦之阳邪，使无阻留，两勿羁縻，阳得入阴，否乃成泰矣。心者，阴也，火也。阴则来湿，火则聚热，名曰泻心，虽是泻心部之湿热，而推移乃在中焦，故复以甘草名汤耳。

生姜泻心汤

生姜　人参　甘草炙　干姜　半夏洗　黄连　黄芩　大枣

水煎，温服。

喻嘉言曰：此痞因胃中不和也。不和则气滞而内结，故为心下痞硬。不和则气逆而上冲，故为干噫。盖胃之所司者水谷也，胃气和则谷消而水化矣。兹则谷不消而作腐，故为食臭。水谷不消，糟粕未成而遽下，故为下利。逆其势则不平，故为腹中雷鸣，所谓物不得其平则鸣者是也。以生姜泻心汤主之，其义重在于散水气也。

旋覆代赭石汤

人参　半夏洗　生姜　旋覆花　代赭石　甘草炙　大枣

水煎，温服。

成无己曰：硬则气坚，旋覆之咸以软痞硬。虚则气浮，代赭之重以镇虚逆。辛者散也，生姜、半夏之辛以散虚痞。甘者缓也，人参、甘草、大枣之甘以补胃弱。

五苓散方见后

陈修园曰：痞亦有土不转运而成者。脾虚不能上升而布津液，则其人渴而口中燥烦；脾虚不能下行而调水道，则其人小便或短赤或癃闭而不利。以五苓散主之，土气得运，则水自行，痞自消矣。

大陷胸汤

大黄　芒硝　甘遂

水煎，温服。得快利，止后服。

方有执曰：上焦有高邪，必陷下以平之，故曰陷胸汤。平邪荡寇，将军之职也，以大黄为君。咸能软坚，以芒硝为臣。彻上彻下，破结逐水，以甘遂为佐。惟大实者，乃为合法。如挟虚或脉虚，不可轻试。

大陷胸丸

大黄　芒硝　葶苈子　杏仁去皮尖，炒黑

上四味，捣筛二味，纳大黄①、芒硝，合研如脂，和散。取如弹丸一枚，别捣甘遂末一钱匕，白蜜二合，水二升，煮取一升，温顿服之，一宿乃下。如不下更服，取下为效。

汪讱庵曰：大黄之苦寒以泄热，芒硝之咸寒以软坚，杏仁之苦甘以降气，葶苈、甘遂取其行水而直达，白蜜取其润滑而

---

①　大黄：《伤寒论》大陷胸丸方作"杏仁"，是。

甘缓。

抵当汤方见后

桃仁承气汤方见后

钱斗保曰：血结胸者，血瘀不成衄解，或衄未尽，或妇人经来适断，皆能成之。重者宜抵当汤，轻者或桃仁承气汤攻之。

小陷胸汤

黄连　半夏_洗　栝楼实

水煎，温服。

程知曰：此热结未深者，在心下，不似大结胸之高在心上，按之痛，比手不可近为轻，脉之浮滑，又缓于沉紧。但痰饮素盛，挟热邪而内结，所以脉见浮滑也。以半夏之辛散之，黄连之苦泻之，栝楼之苦润涤之，皆所以除热散结于胸中也。

三物白散

桔梗　贝母　巴豆_{去皮，熬黑，研如泥}

上杵二味为末，纳巴豆，更于臼中杵之，以白饮和服，强人半钱匕，羸者减之。病在膈上必吐，在膈下必利。不利，进热粥一杯，利过不止，进冷粥一杯。

钱斗保云：是方也，治寒实水结胸证极峻之药也。君以巴豆，极辛极烈，攻寒逐水，斩关夺门，所到之处无不破也。佐以贝母，开胸之结。使以桔梗，为之舟楫，载巴豆搜逐胸邪。膈上者必吐，膈下者必利，使其邪悉尽无余矣。然惟知任毒以攻邪，不量强羸，鲜能善其后矣。故羸者减之，不利进热粥，利过进冷粥。盖巴豆性热，得热则行，得冷则止。不用水而用粥者，借谷气以保胃也。

枳实理中丸 崔行功①

人参　白术　干姜　甘草　枳实　茯苓

上六味捣筛，蜜和为丸，如鸡子黄许大。以沸汤数合，和一丸，研碎，温服之，日三四，夜二服。不愈益至三四丸。

崔曰：此是下后虚逆，气已不理，而毒复上攻，气毒相搏，结于胸者。用此丸先理其气，次疗诸疾，用之如神。渴者加花粉，自汗者加牡蛎。

三黄石膏汤

黄芩　黄连　黄柏　栀子　石膏　麻黄　淡豆豉

每服一两，加葱三根，水煎热服。气实者倍服。

钱斗保云：仲景于表里大热，立两解之法。如大青龙汤治表里大热，表实无汗，故发汗，汗出而两得解也。白虎汤治表里大热，因表有汗，不主麻、桂，因里未实，不主硝、黄，惟以膏、知、甘草，外解阳明之肌热，内清阳明之腑热，表里清而两得解也。若夫表实无汗，热郁营卫，里未成实，热盛三焦，表里大热之证，若以大青龙汤两解之，则功不及于三焦，若以白虎汤两解之，则效不及于营卫。故陶华②制此汤，以三黄泻三焦之火盛，佐栀子屈曲下行，使其在里诸热从下而出；以麻黄开营卫之热郁，佐豉葱直走皮毛，使其在表之邪，从外而散。石膏倍用，重任之者，以石膏外合麻、豉，取法夫青龙，是知解诸表之热，不能外乎青龙也；内合三黄，取法乎白虎，是知解诸里之热，不能外乎白虎也。且麻、豉得石膏、三黄，大发

---

① 崔行功：唐代文学家、医学家，官兰台侍郎、吏部郎中。著《崔氏纂要方》十卷、《千金秘要备极方》一卷。

② 陶华：明代医家，字尚文，号节庵。著有《伤寒六书》等。

表热，而不动里热；三黄得石膏、麻、豉，大清内热，而不碍外邪。是此方擅表里诸热之长，亦得仲景之心法者也。若表有微汗，麻黄减半，桂枝倍加，以防外疏；里有微溏，则减去石膏，倍加葛根，以避中虚也。

三黄汤

黄芩　大黄　黄连

水煎服。

方解见二黄汤下。

防风通圣散

防风　川芎　当归　芍药　大黄　薄荷　麻黄　连翘　芒硝　黄芩　石膏　桔梗　滑石　甘草　荆芥　白术　栀子

加生姜、葱白煎。自利，去芒硝。自汗，去麻黄，加桂枝。涎嗽，加姜制半夏。

吴崑①曰：防风、麻黄，解表药也，风热之在皮肤者，得之由汗而泄。荆芥、薄荷，清上药也，风热之在巅顶者，得之由鼻而泄。大黄、芒硝，通利药也，风热之在肠胃者，得之由后而泄。滑石、栀子，水道药也，风热之在决渎者，得之由前而泄。风淫于膈，肺胃受邪，石膏、桔梗，清肺胃也，而连翘、黄芩，又所以祛诸经之游火。风之为患，肝木主之，川芎、归、芍，和肝血也，而甘草、白术，所以和胃气而健脾。刘守真长于治火，此方之旨，详且悉哉。亦治失下发斑，三焦火实。全方除硝、黄，名双解散，解表有防风、麻黄、薄荷、荆芥、川芎，解里有石膏、滑石、黄芩、栀子、连翘，复有当归、芍药

---

① 崑：原作"琨"。后文出自明代吴崑《医方考》，因改。

以和血，桔梗、白术、甘草以调气，营卫皆和，表里俱畅，故曰双解。本方名曰通圣，极言其用之妙耳。

凉膈散

连翘　大黄　芒硝　甘草　栀子　黄芩　薄荷

上为末。每服三钱，加竹叶、生蜜煎。

汪讱庵曰：此上中二焦泻火药也。热淫于内，治以咸寒，佐以苦甘。故以连翘、黄芩、栀、薄散火于上，而以大黄、芒硝之猛利荡热于中，使上升下行而膈自清矣。用甘草、生蜜者，病在膈，甘以缓之也。

天水散

滑石　甘草

上为末，冷水或灯心汤调下。

柯韵伯曰：元气虚而不支者死，邪气盛而无制者亦死。今热伤元气，无气以动，斯时用参、芪以补气则邪愈甚，用芩、连以清热则气更伤。惟善攻热者，不使败人元气，善补虚者，不使助人邪气，必得气味纯粹之品以主之。滑石禀土中冲和之气，行西方清肃之令，秉秋金坚重之形，寒能胜热，甘不伤脾，含天一之精，而具流走之性，异于石膏之凝滞，能上清水源，下通水道，荡涤六腑之邪热，从小便而泄。甘草禀草中冲和之性，调和内外，止渴生津，用以为佐，保元气而泻虚火，则五脏自和矣。

黄连解毒汤

黄连　黄芩　黄柏　栀子

水煎服。

汪讱庵曰：寒极曰阴毒，热极曰阳毒。是方名曰黄连解毒，是君以黄连直解心经火毒也。黄芩泻肺经火毒，黄柏泻肾经火毒，栀子通泻三焦火毒，使诸火毒从膀胱出。若大便实者，加大黄，名栀子金花汤，利大便，是使火毒从大小二便而出也。盖阳盛则阴衰，火盛则水衰，故用大苦大寒之药，抑阳而扶阴，泻其亢甚之火，而救其欲绝之水也。然非实证不可轻投。

导赤各半汤

黄连　黄芩　犀角　知母　山栀　滑石　麦冬　人参　甘草　茯神

加灯心、姜、枣煎。

陈来章[①]曰：热入心经，凉之以黄连、栀子、犀角。心移热于小肠，泄之以滑石、甘草、灯心。心热上逼于肺，清之以黄芩、栀子、麦冬。然邪之越经而传于心者，以心神本不足也，故又加人参、茯神以补之。

二阴煎 张景岳

生地二三钱　麦冬二三钱　枣仁二钱　生甘草一钱　玄参一钱半
黄连一二钱　茯苓一钱半　木通一钱半

水二钟，加灯草二十根，或竹叶亦可，煎七分，食远服。如痰胜热甚者，加九制胆星一钱，或天花粉一钱五分。

按：此乃滋阴制火之方。《经》曰：心者君主之官，神明出焉。又曰：主不明，则十二官危。凡阴虚之人，热淫于内，更伤其阴，以致水不制火，则心神不明，惊狂言笑之证作，而五志之火必随之而起。方中以黄连直泻心火，即以生枣仁泻肝，麦冬泻肺，甘草泻脾，玄参泻肾，木通、茯苓导诸火毒从小便

---

① 陈来章：清代初期安徽歙县名医。

出。然阴虚利水，恐犯虚虚之戒，妙在生地之滋阴，益水源而兼制阳光，此为阴虚火旺者立治法也。

犀角地黄汤

生犀角　芍药　牡丹皮　生地黄

上四味，先用三物水煎去滓，入生地黄汁，热服。

钱斗保曰：吐血之因有三，曰劳伤，曰努伤，曰热伤。劳伤以理损为主，努伤以去瘀为主，热伤以清热为主。热伤阳络则吐衄，热伤阴络则下血。是汤治热伤也，故用犀角清心，去火之本；生地凉血，以生新血；白芍敛血，止血妄行；丹皮破血，以逐其瘀。此方虽曰清火，而实滋阴，虽曰止血，而实去瘀，瘀去新生，阴滋火熄，可为探本穷源之法也。若心火独盛，则加黄连、黄芩以泻热；血瘀胸痛，则加大黄、桃仁以逐瘀也。

附　拔三焦沴毒方　治沴邪蕴蓄三焦，大热神昏谵语狂躁等证。

净黄土取深三四尺者　热水牛矢取法：将水牛牵涖①泥田中，矢即下

先将黄土为细末，随用热水牛矢和匀，遍敷胸腹。轻者一次，重者二三次，拔出沴毒，登时热解神清。若敷之难干者，属虚热，须知。

---

① 涖（bàn 半）：深泥；烂泥。

谷也。

按：麻黄汤，太阳发表之神药。先贤论疫禁用麻黄者，恐麻黄汤辛温之剂反助其热也。而不知渗邪由中透表，蕴热未除，则不宜麻黄汤，而宜麻杏石甘、大青龙辈辛凉之剂，若蕴热已除，内腑霍然，则非麻黄汤不能捷效。忆母舅王尚高公病疫，治经旬日，证退七八，邪溢太阳，仅微热不汗，余以先贤忌用麻黄之说，终不敢进。后延一老医至，竟用麻黄汤一剂而愈。尔时不知邪出太阳，毛窍闭塞，少用麻、桂开发，使疫邪从汗孔而出，识力之不到有如此者。

小青龙汤

麻黄　桂枝　甘草　干姜　细辛　半夏洗　芍药　五味子

水煎，温服。若渴者，去半夏，加栝楼根。若噎者，去麻黄，加附子。若小便不利、少腹满者，去麻黄，加茯苓。若喘者，去麻黄，加杏仁。若微利者，去麻黄，加荛花。

按：荛花攻水之力甚峻，钱斗保以茯苓易之。

柯韵伯曰：伤寒表不解，心下有水气，干呕，发热而咳，或渴，或利，或噎，或小便不利，小腹满，或喘者，用此发汗而利水。咳者是水气射肺之征，干呕水气未入于胃也。心下乃胞络相火所居之地，水火相射，其病不可拟摹。如水气下而不上，则或渴或利；上而不下，则或噎或喘；留于肠胃，则小便不利而小腹壅满耳。惟发热干呕而咳，是本方之当证。此于桂枝汤去大枣之泥，加麻黄以开玄府，细辛逐水气，半夏除呕，五味、干姜以除咳也。以干姜易生姜者，生姜之味气不如干姜之猛烈，其大温足以逐心下之水，苦辛可以解五味之酸，且发表既有麻黄、细辛之直锐，更不借生姜之横散矣。若渴者，是心液不足，故去半夏之燥热，加栝楼根之生津。若微利与噎，小便不利与喘者，病机偏于向里，故去麻黄之发表，加附子以除噎，葶花、茯苓以利水，杏仁以定喘耳。两青龙俱两解表里法，大青龙治里热，小青龙治里寒，故发表之药同，而治里之药殊也。此与五苓同为治表不解而心下有水气，在五苓治水蓄而不行，故大利其水而微发其汗，是为水郁折之也。本方治水之动而不居，故备举辛温以散水，并用酸苦以安肺，培其化源也。

大青龙汤

麻黄　桂枝　杏仁　石膏　甘草　生姜　大枣

水煎，温服，取微汗。一服汗者，停后服。

喻嘉言曰：大青龙汤解肌兼发汗，而取义于青龙者，龙升而云兴，云兴而雨降，郁热顿除，烦躁乃解，匪龙之为灵，何以得此乎？观仲景制方之意，本是桂枝、麻黄二汤合用，但因芍药酸收，为兴龙致雨所不宜，故易之以石膏之辛甘大寒，辛以发汗，甘以缓脾，寒以胜热，一药而三善具备，能助青龙升腾之势，所以为至当至神之法也。

麻杏石甘汤

麻黄　杏仁　甘草　石膏

水煎，温服。

柯韵伯曰：此方为温病之主剂。凡冬不藏精之人，热邪伏于脏腑，至东风解冻，伏邪自内而出，治当乘其势而汗之，热随汗解矣。此证头项强痛，与伤寒皆同，惟不恶寒而渴以别之，证系有热无寒，故于麻黄汤去桂，易石膏以解表里俱热之证。岐伯所云未满三日可汗而已者，此法是也。

五苓散

猪苓　茯苓　泽泻　白术　桂枝

上味为散，白饮和服，多饮暖水，汗出愈。

按：泽泻、二苓行水而渗湿，白术培土而腾津，桂枝化气而透表。白饮和服，多饮暖水，使水精四布，外达皮肤，溱溱汗出，则表里之烦热两解矣。

桂苓甘露饮刘河间

猪苓　茯苓　泽泻　白术　肉桂　滑石　石膏　甘草　寒水石

导赤散陶节庵

猪苓　茯苓　泽泻　白术　桂枝　甘草　滑石　山栀

水二钟，姜一片，灯心二十茎，槌法加盐二匙，调服。

按：五苓散合天水散，加石膏、寒水石，名桂苓甘露饮，加山栀名导赤散。二方清热导水，允为热入膀胱之的剂。

猪苓汤方见后

六味地黄汤钱仲阳

熟地黄　山茱肉酒润　山药　茯苓　丹皮　泽泻

柯韵伯曰：肾虚不能藏精，坎宫之火无所附而妄行，下无以奉肝木升生之令，上绝其肺金生化之源。地黄禀甘寒之性，制熟则味厚，是精不足者补之以味也，用以大滋肾阴，填精补髓，壮水之主。以泽泻为使，世或恶其泻肾而去之，不知一阴一阳者，天地之道，一开一阖者，动静之机。精者属癸，阴水也，静而不走，为肾之体；溺者属壬，阳水也，动而不居，为肾之用。是以肾主五液，若阴水不守，则真水不足，阳水不流，则邪水泛行。故君地黄以密封蛰之本，即佐泽泻以疏水道之滞也。然肾虚不补其母，不导其上源，亦无以固封蛰之用。山药凉补，以培癸水之上源；茯苓淡渗，以导壬水之上源。加以茱萸之酸温，借以收少阳之火，以滋厥阴之液；丹皮辛寒，以清少阴之火，还以奉少阳之气也。滋化源，奉生气，天癸居其所矣。壮水制火，特其一端耳。

三承气汤 方见后

大小便不通，危在顷刻者，附方二以备急用：

葱盐熨方

葱一大握，用苎麻从中缠束二三分许，两头截齐。先以麝香少许实脐中，上填食盐，然后将截齐葱盖上，即以锡器盛热水一壶，频频熨之，立通。寒闭者殊效。

蜗牛膏方

用蜗牛三枚，连壳研为泥，再加麝香少许贴脐中，以手揉按之，立通。如无蜗牛，田螺代之。热闭者殊效。

桃仁承气汤

桃仁　桂枝　芒硝　大黄　甘草

水煎，温服。当微利。

张令韶①曰：桃得阳春之生气，其仁微苦而泄，为行血之缓药，得大黄以推陈致新，得芒硝以清热消瘀，得甘草以主持于中，俾诸药遂其左宜右有②之势。用桂枝者，注家以为兼解外邪，而不知辛能行气，气行而血乃行矣。

抵当汤

水蛭　虻虫　大黄　桃仁

---

① 张令韶：清代医家，名锡驹，字令韶，钱塘（今浙江杭州）人。著有《伤寒论直解》等。

② 左宜右有：形容才德兼备，则无所不宜，无所不有。典出《诗·小雅·裳裳者华》：“左之左之，君子宜之；右之右之，君子有之。”

水煎，温服。不下者更服。

成无己曰：苦走血，咸渗血，虻虫、水蛭之苦咸，以除蓄血；甘缓急，苦泄热，桃仁、大黄之甘苦以下结热。

附　蓄血熨方

蚯蚓泥取法：发石板下，有浮泥中空者便是　韭菜

上同杵烂，用火酒炒热敷脐腹上，以熨斗熨之，积血立下，胜服水蛭、虻虫之属。此方得自方外别传，凡跌压，结血气闭，大小便不通，危在顷刻者，用之立效。

按：跌压气闭，危在顷刻者，先以麝香数厘填脐中，然后将此方敷熨，其效更捷。

阳明证治例

邪出阳明之经，脉浮，发热，恶寒，面赤，目胀痛，头额颅痛，鼻干，不眠，葛根汤主之。若邪出尚有余热，不宜葛根辛温之剂，升麻葛根汤或柴葛解肌汤主之。

邪入阳明之腑，恶热烦渴，自汗，脉浮而滑，胃犹未实，白虎汤主之。其或病解而余邪挟饮犯胃，虚羸少气，气逆欲吐，竹叶石膏汤主之。脉滑而疾，胃家实也，大便硬，小承气汤主之；大便硬，谵语，腹胀满，调胃承气汤主之；大便硬，直视独语，潮热汗多，发不识人，循衣摸床，大承气汤主之。此正法也。而有变法焉：如或热入，随阳明悍热之气上走空窍，目睛不和，虽只身微热，大便难，当急下之以救其阴，大承气汤主之；抑或热入，在大便素溏之人，不能燥结，蒸作极臭，虽下黏胶，利秽恶，当缓下以逐其邪，三一承气汤主之。医者须当细审，切不可因循败事也。

疫邪入胃，下法与伤寒同而异。伤寒下不厌迟，疫病下不厌早。伤寒下其宿食燥结，不可过剂。疫病下其郁热秽恶，少则数剂，多则十余剂，以毒尽为度。第少与多与，缓与急与，间日而与，务宜临证权衡。老人、虚人难任下者，则用导法，或陶氏黄龙汤。

伤寒邪从表始，误攻而生变者多。疫证不从表始，攻之虽不为大害，而要贵得其法耳。盖人胸中旷若太空，一团氤氲之气，既为邪所混扰，斯时出表入里，尚无定着。师用芦根方解毒安中，听中气之转输，或出表从战汗发斑而解，入里从下利污秽而解，此二者不妨随经导散也。若攻下一法，在伤寒大便先硬后溏，则不可攻，疫证则不然。盖伤寒者六淫之正气也，随人之阴阳偏胜以为虚实也；疫证者六淫之沴气也，譬草贼流寇，东掠西窜，其充斥凶悍之势，非猛将雄兵，挽强弓，操毒矢，不能威服。故邪势内溃，稍涉胃腑，不必问其大便或溏或硬，但觉潮热汗出、脐腹痞满即当下之。倘病不尽除而流散余党，宜随人之阴阳虚实以施治也。腾故曰攻之贵得其法耳。门人颜泽腾谨识

汇方

葛根汤

葛根　麻黄　桂枝　芍药　生姜　甘草　大枣

水煎，温服。

钱斗保云：是方也，即桂枝汤加麻黄、葛根，麻黄佐桂枝发太阳营卫之汗，葛根君桂枝解阳明肌表之邪。不曰桂枝汤加麻黄葛根，而以葛根命名者，其意重在阳明也。

升麻葛根汤钱仲阳

升麻　葛根　芍药　甘草

水煎服。

柯韵伯曰：此为阳明初病解表和里之剂，可用以散表热，亦可用以治里热，一方而两擅其长也。夫身热汗自出，不恶寒反恶热，是阳明之本证。仲景未尝立治表之方，见阳明初起汗出多而恶寒者，便用桂枝汤，及无汗而恶寒者，则用葛根汤。证同太阳，而称阳明者，是阳明之表病，自太阳传来，故治仍同太阳也。此方治阳明自病，不用麻、桂者，恐汗太过而亡津液，反致胃燥也。用升麻、葛根发胃经之邪，以散肌肉之表热；芍药、甘草泻脾家之火，以解胃腑之里热。有汗则止，无汗则发，功同桂枝，而已远于姜、桂，且不须歠粥以助汗也。

柴葛解肌汤陶节庵　治足阳明胃经病，脉微洪，目痛鼻干，不眠，头痛，眼眶痛。

柴胡　葛根　羌活　甘草　黄芩　芍药　白芷　桔梗

水二钟，姜三片，枣二枚，槌法加石膏末一钱，煎之热服。

按：节庵制此方以治阳明，然方内有羌活、柴胡，以之治三阳合病更佳。

钱斗保云：葛根、白芷解阳明之邪，羌活解太阳之邪，柴胡解少阳之邪，佐膏、芩治诸经热而专意在清阳明，佐芍药敛诸散药而不令过汗，桔梗载诸药上行三阳，甘草和诸药通调表里，施于病在三阳，未有不愈者也。

白虎汤

石膏　知母　粳米　甘草

水煎，温服。加人参，名人参白虎汤。

柯韵伯曰：阳明邪从热化，故不恶寒而恶热，热蒸外越，故热汗出，热烁胃中，故渴欲饮水，邪盛而实，故脉滑，然犹在经，故兼浮也。盖阳明属胃，外主肌肉，虽内外大热而未实，终非苦寒之味所宜也。石膏辛寒，辛能解肌热，寒能胜胃火，寒能沉内，辛能走外，此味两擅内外之能，故以为君。知母苦润，苦以泻火，润以滋燥，故用为臣。甘草、粳米调和于中宫，且能土中泻火，稼穑作甘，寒剂得之缓其寒，苦剂得之平其苦，使二味为佐，庶大寒大苦之品，无伤损脾胃之虑也。煮汤入胃，输脾归肺，水精四布，大烦大渴可除矣。白虎为西方金神，取以名汤，秋金得令，而炎暑自解。方中有更加人参者，亦补中益气而生津也，用以协和粳米、甘草之补，承制石膏、知母之寒，泻火而土不伤，乃操万全之术者也。

如神白虎汤陶节庵 治身热渴而有汗不解，或经汗过渴不解，脉来微洪，宜用之。

石膏 知母 甘草 山栀 人参 麦门冬 五味子

心烦者，加竹茹一团，水二钟，枣一枚，姜一片，槌法加淡竹叶十片，煎之热服。

按：方内姜枣宜去之，加粳米更妙。

玉女煎张景岳 治水亏火盛，六脉浮洪滑大，少阴不足，阳明有余，烦热干渴，头痛，牙疼，失血等证。

石膏 知母 熟地黄 麦冬 牛膝

水一钟半，煎七分，温服或冷服。如火之盛极者，加栀子、地骨皮之属亦可。如多汗多渴者，加北五味十四粒。如小水不利，或火不能降者，加泽泻一钱五分，或茯苓亦可。如金水俱亏，因精损气者，加人参二三钱尤妙。

按：节庵如神白虎汤，滋气液以救胃。景岳玉女煎，滋肾水以救胃。二方得先贤制方精意，临证时相宜用之，均有捷效，故于白虎汤后表而出之。

竹叶石膏汤

竹叶 石膏 半夏洗 人参 麦冬 粳米 甘草

水煎，温服。

钱斗保云：是方也，即白虎汤去知母，加人参、半夏、麦冬、竹叶也。以大寒之剂，易为清补之方，此仲景白虎变方也。《经》曰：形不足者温之以气，精不足者补之以味。故用人参、粳米补形气也，佐竹叶、石膏清胃热也，加麦冬生津，半夏降逆，更逐痰饮，甘草补中，且以调和诸药也。

小承气汤

大黄　厚朴　枳实

水煎，温服。初服当更衣，不尔者尽饮之，更衣者止后服。

调胃承气汤

大黄　芒硝　甘草

水煎，温服。

钱斗保云：三承气汤之立名，而曰大者，制大其服，欲急下其邪也；小者，制小其服，欲缓下其邪也；曰调胃者，则有调和顺承胃气之义，非若大小专攻下也。《经》曰：热淫于内，治以咸寒；火淫于内，治以苦寒。君大黄之苦寒，臣芒硝之咸寒，二味并举，攻热泻火之力备矣。更佐甘草之缓，调停于大黄、芒硝之间，又少少温服之，使其力不峻，则不能速下而和也。

大承气汤

大黄　芒硝　厚朴　枳实

水煎，温服。得下，止后服。

柯韵伯曰：诸病皆因于气，秽物之不去，由于气之不顺也，故攻积之剂，必用气分之药，因以承气名汤。方分大小者，有二义焉：厚朴倍大黄，是气药为君，名大承气；大黄倍厚朴，是气药为臣，名小承气。味多性猛，制大其服，欲令大泄下也，因名曰大；味寡性缓，制小其服，欲微和胃气也，因名曰小。且煎法更有妙义，大承气用水一斗，煮枳、朴，取五升，去滓，纳大黄再煮，取二升，纳芒硝微煮。何哉？盖生者气锐而先行，熟者气纯而和缓。仲景欲使芒硝先化燥矢，大黄继通地道，而后枳、朴除其痞满。若小承气，以三味同煎，不分次第。同一大黄，而煎法不同，此可见仲景微和之意也。

蜜煎导方

蜜七合，一味纳铜器中，微火煮之，稍凝似饴状，搅之勿令焦着，欲可丸，并手捻作挺子，令头锐，大如指，长二寸许。当热时急作，冷则硬。以纳谷道中，以手急抱，欲大便时，乃去之。

《内台》方：用蜜五合，煎凝时，加皂角末五钱，蘸捻作挺，以猪胆汁或油润谷道纳之。

猪胆汁方

大猪胆一枚泻汁，和醋少许，以灌谷道内。如一食顷当大便，出宿食恶物甚效。

《内台》方不用醋，以小竹管插入胆口，留一头用油润，纳入谷道中，以手将胆捻之，其汁自入内。此方用之甚便。

附　苎根方

苎麻根取肥大者，去粗，削如挺，微破小缝，以皂角、细辛末填之，外涂香油，火上炙热，乘热纳谷道中，忍耐片时，大便即通。

黄龙汤 _{陶节庵}

大黄　芒硝　厚朴　枳实　甘草　人参　当归

年老气血虚者，去芒硝。水二钟，生姜三片，枣子二枚，煎之。槌法加桔梗，再煎一沸，热服。

少阳证治例

邪出少阳之经，往来寒热，胸胁满，默默不欲食，耳聋，头两侧痛，小柴胡汤去黄芩，君柴胡以疏少阳表邪。邪入少阳之腑，口苦咽干，目眩，心烦喜呕，小柴胡汤君黄芩，以清少阳腑热。本柴胡汤证，呕不止，心下急，郁郁微烦，大柴胡汤主之。本柴胡汤证，日晡所发潮热，柴胡加芒硝汤主之。其或宿有痰饮，挟饮上逆，呕吐涎沫，虚烦惊悸，身热口苦，温胆汤主之。

汇方

小柴胡汤

柴胡　黄芩　半夏　人参　甘草　生姜　大枣

水煎，温服。

若心中烦而不呕，去半夏、人参，加栝楼。若渴，去半夏，加栝楼根，倍用人参。若腹中痛者，去黄芩，加芍药。若胁下痞硬，去大枣，加牡蛎。若心下悸小便不利者，去黄芩，加茯苓。若不渴外有微热者，去人参，加桂枝，温服[①]微汗愈。若咳者，去人参、大枣、生姜，加五味子、干姜。

柯韵伯曰：此为少阳枢机之剂，和解表里之总方也。少阳之气游行三焦，而司一身腠理之开阖。血弱气虚，腠理开发，邪气因入与正气相搏，邪正分争，故往来寒热，与伤寒脉弦细，头疼发热，中风，两耳无所闻，目赤，胸中满而烦者，皆是虚火游行于半表，故取柴胡之轻清微苦微寒者以解表邪，即以人

---

① 温服：《伤寒论》小柴胡汤方作"温覆"，是。

参之微甘微温者预补其正气，使里气和而外邪勿得入也。其口苦咽干，目眩，目赤，头汗，心烦，舌苔等证，皆虚火游行于半里，故用黄芩之苦寒以清之，即以甘、枣之甘以缓之，亦以提防三阴之受邪也。太阳伤寒则呕逆，中风则干呕。此欲呕者，邪正相搏于半里，故欲呕而不逆。胁居一身之半，为少阳之枢，邪结于胁，则枢机不利，所以胸胁苦满，默默不欲食也。引用姜、半之辛散，一以佐柴、芩而逐邪，一以行甘、枣之泥滞，可止呕者，即可以泄满矣。夫邪在半表，势已向里，未有定局，故有或为之证，所以方有加减，药无定品之可拘也。若胸中烦而不呕者，去半夏、人参，恐其助烦也；若呕而烦者，则人参可去而半夏不得不用矣。加栝楼实者，取其苦寒降火而除烦也。若渴者，是元气不足而津液不生，去半夏之辛温，再加人参以益气而生津液，更加栝楼根之苦寒者，升阴液而上滋也。若腹中痛者，虽相火为患，恐黄芩之苦转属于太阴，故用芍药之酸以泻木。若邪结于胁下而痞硬者，去大枣之甘能助满，加牡蛎之咸以软坚也。若心下悸小便不利者，是为水逆，恐黄芩之寒转属于少阴，故易茯苓之淡渗而利水。若内不渴而外微热者，是里气未伤而表邪未解，不可补中，故去人参加桂枝之辛散，温覆而取其微汗。若咳者，是相火迫肺，不可益气，故去人参。此咳不重在表而重在里，即姜、枣之和营卫者并去之，加干姜之苦辛以从治相火上逆之邪，五味之酸以收肺金气也。

大柴胡汤

柴胡　黄芩　半夏洗　芍药　枳实　大黄　生姜　大枣

水煎，温服。

钱斗保曰：柴胡证在，又复有里，故立少阳两解法也。以小柴胡汤加枳实、芍药者，仍解其外以和其内也；去参、草者，以里不虚，少加大黄以泻结热；倍生姜者，因呕不止也。斯方也，柴胡得生姜之倍，解半表之功捷，枳、芍得大黄之少，攻半里之效徐，虽云下之，亦下中之和剂也。

柴胡加芒硝汤

于小柴胡汤方内加芒硝

《内台方议》曰：潮热者实也，何不用大柴胡、大小承气下之，却用芒硝何也？盖潮热虽属实，然已先用丸药伤动脏腑，若再用大黄下之，则脾气伤而成坏证矣，只用芒硝润燥以取利也。

温胆汤

竹茹　枳实　半夏洗　甘草　茯苓　陈皮　生姜
水煎服。

罗谦辅曰：胆为中正之官，清静之腑，喜宁谧恶烦扰，喜柔和恶壅郁，盖东方木德，少阳温和之气也。若病后，或久病，而宿有痰饮未消，胸膈之余热未尽，必致伤少阳之和气。以故虚烦惊悸者，中正之官①以熇②蒸而不宁也；热呕吐苦者，清静之腑以郁炙而不谧也，痰气上逆，木家挟热而上升也。方以二陈治一切痰饮，加竹茹以清热，加生姜以止呕，加枳实以破逆，相须相济。虽不治胆，而胆自和，盖所谓胆之痰热去故也。命名温者，乃谓温和之温，非谓温凉之温。若谓胆家真畏寒而怯而温之，不但方中无温胆之品，且更有清胃之药也。

---

① 官：原作"官"，据文义改。
② 熇（kào 靠）：烘烤。

卷三

太阴证治例

邪出太阴之经，脉浮而缓，手足自温，腹满时痛，桂枝加芍药汤主之。其或中气素弱，表尚未和，心悸而烦，或腹中急痛，阳脉涩，阴脉弦，小建中汤主之。

邪入太阴之脏，随阳而化者，口渴嗌干，大实腹痛，脉沉有力，桂枝加大黄汤主之；脉沉，腹痛满不减，减不足言，急下之，大承气汤主之；吐食，食入即吐，干姜黄连黄芩人参汤主之。随阴而化者，脉沉迟，腹满时痛，吐食下利，理中汤主之；脉沉迟，腹胀时满，厚朴生姜甘草半夏人参汤主之。下之邪陷，协热下利，心下痞硬，表里不解，桂枝人参汤主之。

其有渗邪传入太阴，身热发黄者。盖太阴湿气之脏，邪入热与湿搏，热盛于湿，发热，身黄如橘子色，栀子柏皮汤主之；身黄橘色，尿闭，腹微满，茵陈蒿汤主之；外伤于寒，热瘀于里，身黄橘色，麻黄连轺赤小豆汤主之。热与湿搏，湿盛于热，身黄色暗，便溏尿利，茵陈四逆汤，或茵陈理中汤主之；身黄色暗，便溏尿闭，茵陈五苓散主之。

汇方

桂枝加芍药汤

桂枝　芍药　甘草　生姜　大枣

水煎，温服。

按：长沙《论》中"本太阳病，医反下之，因而腹满时痛"，后贤原文注释，谓邪陷太阴，用桂枝加白芍，外解太阳之表，内调太阴之里。究非定论。观论中太阴病，脉浮，可发汗，宜桂枝汤，则知桂枝太阳表药，而亦太阴表药也。太阴位居中土，土郁则木必凌之。桂枝温升肝木，芍、甘、姜、枣调和里气，震坤合德，土木无侮，则太阴之经气舒，腹满时痛自愈。黄元御一生学问，半得力此方，何注释及此，而不畅言其妙也。

小建中汤

于前方内加胶饴

水煎，去滓，纳胶饴，更上微火消解，温服一升，日三服。呕家不可用建中，以甜故也。

钱斗保云：是方也，即桂枝汤倍芍药，加胶饴也。名曰小建中者，谓小小建立中气也。盖中气虽虚，表尚未和，不敢大补，故仍以桂枝和营卫，倍芍药加胶饴调建中州。而不啜稀粥、温覆令汗者，其意重在心悸中虚，而不在伤寒之表也。中州建立，营卫自和，津液可生，汗出乃解，悸烦可除矣。呕家不可用，谓凡病呕者不可用，恐甜助呕也。

桂枝加大黄汤

桂枝　芍药　甘草　大黄　生姜　大枣

水煎，温服。

按：此太阴表里两解之剂也。

大承气汤 方见前

干姜黄连黄芩人参汤

干姜　黄连　黄芩　人参

水煎，温服。

钱斗保云：朝食暮吐，脾寒格也。食入即吐，胃热格也。寒格，以理中汤温其太阴，加丁香降其寒逆。热格，当用干姜、人参安胃，黄连、黄芩降胃火也。

理中汤

人参　白术　干姜　甘草炙

水煎，温服。加黄连、茯苓，名连理汤。

若脐上筑者，肾气动也，去术，加桂。若吐多者，去术，加生姜。若下多者，还用术。若悸者，加茯苓。若渴欲得水者，倍用术。若腹中痛者，倍人参。若寒者，倍干姜。若腹满者，去术，加附子。服汤后如食顷，饮热粥一升许，微自温，勿发揭衣被。

程郊倩曰：阳之动始于温，温气得而谷精运，谷气升而中气赡①，故名曰理中。实以燮理之功，予中焦之阳也。盖谓阳虚则中气失守，膻中无发宣之用，六腑无洒陈之功，犹如釜薪失焰，故下至清谷，上失滋味，五脏凌夺，诸证所由来也。参、术、炙草所以守中州，干姜辛以温中，必假之以燃釜薪而腾阳气，是以谷入于阴，长气于阳，上输华盖，下摄州都，五脏六腑，皆受气矣，此理中之旨也。若水寒互胜，即当脾肾双温，加之以附子，则命门益而土母温矣。白术补脾，得人参则壅气，故脐下动气，吐多腹满，皆去术也。加桂以伐肾邪，加生姜以止呕也，加附子以消阴也。下多者，湿胜也，还用术燥湿也。渴欲饮水，液竭也，加术使饮化津生也。心下悸，停水也，加茯苓导水也。腹中痛，倍人参，虚痛也。寒者加干姜，寒甚也。

厚朴生姜甘草半夏人参汤

厚朴　生姜　人参　半夏　甘草

---

① 赡：充足。

水煎，温服。

柯韵伯曰：阳明胀满，是阳实于里；太阴胀满，是寒实于里，而阳虚于内也。邪气盛则实，故用厚朴、姜、半而除胀满。正气夺则虚，故用人参、甘草补中而益元气。此亦理中之剂与？

桂枝人参汤

于理中汤方内加桂枝

喻嘉言曰：误下则致里虚，里虚则外热乘之，变而为利不止者，里虚不守也。痞硬者，正虚邪实，中州滞碍，痞塞而坚满也。以表未除，故用桂枝以解之；以里适虚，故用理中以和之。此方即理中加桂枝而易其名，亦治虚痞下利之圣法也。

栀子柏皮汤

栀子　柏皮　甘草

水煎，温服。

钱斗保曰：伤寒身黄发热者，若有无汗之表，以麻黄连轺赤小豆汤汗之；若有成实之里，以茵陈蒿汤下之。今外无可汗之表证，内无可下之里证，惟有黄热，宜以栀子柏皮汤清之可也。此方之甘草，当是茵陈传写之误也。

茵陈蒿汤

栀子　大黄　茵陈蒿

水煎，温服。小便当利，尿如皂角汁状，正赤色，一宿腹减，黄从小便出也。

柯韵伯曰：茵陈禀北方之气，经冬不凋，傲霜凌雪，偏受大寒之气，故能除热邪留结，率栀子以通水源，大黄以调胃实，令一身内外瘀热，悉从小便而出，腹满自减，肠胃无伤，乃合引而竭之之法也。

麻黄连轺赤小豆汤

麻黄　杏仁　赤小豆　连轺　大枣　生梓白皮　甘草　生姜

水煎，温服。

钱斗保云：湿热发黄，无表里证，热甚者清之，小便不利者利之，里实者下之，表实者汗之，皆无非为病求去路也。用麻黄汤以开其表，使黄从外而散。去桂枝者避其热也，佐姜、枣者和营卫也，加连轺、梓皮以泻其热，赤小豆以利其湿，共成治表实发黄之效也。连轺即连翘根，无梓皮以茵陈代之。

茵陈四逆汤

于四逆汤方内加茵陈

茵陈理中汤

于理中汤方内加茵陈

茵陈五苓散

于五苓散方内加茵陈

少阴证治例

邪出少阴之经，发热，脉沉，但欲寐，无里证，麻黄附子细辛汤或麻黄附子甘草汤主之。四逆，脉微细，但欲寐，四逆散主之。

邪入少阴之脏，随阳而化者，脉沉细数，心中烦，不得卧，黄连阿胶汤主之。脉沉细数，下利，咳而呕，渴，心烦不眠，猪苓汤主之。脉沉细数，腹痛，小便不利，下利不止，便脓血，桃花汤主之。脉沉细数，咽痛，与甘草汤，不瘥，与桔梗汤；或咽中痛，半夏散及汤主之；或咽中伤，生疮，不能语言，声不出，苦酒汤主之；或咽痛，下利，胸满心烦，猪肤汤主之。脉沉细数，口燥咽干，急下之，宜大承气汤。脉沉细数，腹胀不大便，急下之，宜大承气汤。脉沉细数，自利清水，色纯青，心下必痛，口干燥，急下之，宜大承气汤。随阴而化者，脉沉微细，但欲寐，四逆汤主之。脉沉微细，但欲寐，下利，白通汤主之；下利脉微，与白通汤利不止，厥逆无脉，干呕而烦，白通加猪胆汁汤主之。脉沉微细，但欲寐，口中和，背恶寒，附子汤主之。脉沉微细，但欲寐，身体痛，手足寒，骨节痛，附子汤主之。脉沉微细，但欲寐，腹痛，小便不利，四肢沉重疼痛，下利，真武汤主之。脉微欲绝，下利清谷，里寒外热，手足厥逆，身不恶寒，通脉四逆汤主之。脉沉微细，但欲寐，吐利，手足逆冷，烦躁欲死，吴茱萸汤主之。

汇方

麻黄附子细辛汤

麻黄　附子　细辛

水煎，温服。

按：此方乃少阴经之表剂，注家多以发热属太阳表邪，脉沉属少阴里寒，证系两感，故用麻黄发太阳之表，附子温少阴之里。而岂知此方借以治太、少两感证则可，若以发热脉沉，谓为两感则不可。《论》云：少阴病，始得之，反发热，脉沉者，麻黄附子细辛汤主之。盖寒中少阴之经，闭郁不宣，故发热。阳衰不能鼓邪外出，故脉沉。麻、辛散寒发汗，附子温经助阳。此少阴经病，发热脉沉，以此方汗之。与太阳经病，发热脉浮，以麻黄汤汗之者，同称发表之神剂也。第疫病渗于中道，始得无少阴经证，必待溃后传变，值素禀阳虚之人，邪出其经，随寒而化者，理固有之，用者审诸。

麻黄附子甘草汤

麻黄　附子　甘草

水煎，温服。

柯韵伯曰：少阴制麻附细辛方，犹太阳之麻黄汤，是急汗之峻剂；制麻附甘草汤，犹太阳之桂枝汤，是缓汗之和剂。盖太阳为阳中之阳而主表，其汗易发，其邪易散，故初用麻黄、甘草而助以桂枝，次用桂枝、生姜而佐以芍药。少阴为阴中之阴而主里，其汗最不易发，其邪最不易散，故用麻黄、附子而助以细辛，其次亦用麻黄、附子而缓以甘草。则少阴中风，脉阳微阴浮者，为欲愈，非必须阴出之阳而解耶。然必细审其脉沉而无里证者可发汗，即知脉沉而证为在里者，不可发汗矣。此等机关，必须看破。

四逆散

柴胡　芍药　枳实　甘草

上味等分，捣筛，白饮和服。

咳者，加五味子、干姜，并主下利。悸者，加桂枝。小便不利者，加茯苓。腹中痛者，加附子。泄利下重者，先以薤白煮去滓，纳散更微煮，温服。

李士材曰：按少阴用药有阴阳之分，如阴寒而四逆者，非姜、附不能疗。此证虽云四逆，必不甚冷，或指头微温，或脉不沉微，乃阴中涵阳之证，惟气不宣通，是以逆冷，故以柴胡透表，芍药清中。此本肝胆之剂，而少阴用之者，为水木同源也。以枳实利七冲之门，以甘草和三焦之气，气机宣通，而四逆可痊矣。

钱斗保云：或咳或下利者，邪饮上下为病，加五味子、干姜，温中以散饮也。或悸者，饮停侮心，加桂枝通阳以益心也。或小便不利者，饮蓄膀胱，加茯苓利水以导饮也。或腹中痛者，寒凝于里，加附子温中以定痛也。或泄利下重者，寒热郁结，加薤白开结以疏寒热也。

黄连阿胶汤

黄连　黄芩　芍药　阿胶　鸡子黄

上味先煮三物，去滓，纳胶烊尽，小冷，纳鸡子黄，搅令相得，温服。

柯韵伯曰：此少阴之泻心汤也。凡泻心必借芩、连，而导引有阴阳之别。病在三阳，胃中不和，而心下痞硬者，虚则加参、甘补之，实则加大黄下之。病在少阴而心中烦不得卧者，既不得用参、甘以助阳，亦不得用大黄以伤胃，故用芩、连以直折心火，用阿胶以补肾阴，鸡子黄佐芩、连，于泻心中补心血，芍药佐阿胶，于补阴中敛阴气，是则心肾交合，水升火降，心烦不眠可除矣。《经》曰：火位之下，阴精承之；阴平阳秘，精神乃治。斯方之谓欤？

猪苓汤

猪苓　茯苓　泽泻　滑石　阿胶

上先煮四味，去滓，纳胶烊消，温服。

赵羽皇曰：仲景制猪苓一汤，以行阳明、少阴二经水热，然其旨全在益阴，不专利水。盖伤寒表虚，最忌亡阳，而里虚又患亡阴。亡阴者，亡肾中之阴，与胃家之津液也。故阴虚之人，不但大便不可轻动，即小水亦忌下通，倘阴虚过于渗利，则津液反致耗竭。方中阿胶质膏养阴而滋燥，滑石性滑去热而利水，佐以二苓之渗泻，既疏浊热而不留其壅瘀，亦润真阴而不苦其枯燥，是利水而不伤阴之善剂也。故利水之法，于太阳用五苓者，以太阳职司寒水，故加桂以温之，是暖肾以行水。于阳明、少阴用猪苓者，以二经两关津液，特用阿胶、滑石以润之，是滋养无形以行有形。利水虽同，寒温迥别，惟明者知之。

桃花汤

糯米　干姜　赤石脂一半同用，一半筛末

水煮去滓，纳石脂末温服。若一服愈，余勿服。

喻嘉言曰：腹痛小便不利，少阴热邪也，而下利不止便脓血，则下焦滑脱矣。滑脱即不可用寒药，故取干姜、石脂之辛涩，以散邪固脱，而加糯米之甘以益中虚。盖治下必先中，中气不下坠，则滑脱无源而自止也。注家见用干姜，谓是寒邪伤胃，欠清。盖热邪挟少阴之气填塞胃中，故用干姜之辛以散之。若混指热邪为寒邪，宁不贻误后人耶？

甘草汤

甘草生

水煎，温服。

桔梗汤

桔梗　甘草生

水煎，温服。

陈修园曰：少阴之脉，从心系上挟咽，少阴君火循经上逆而及于咽，故咽痛。甘草生用，能清上焦之火而调经脉。若不瘥，与桔梗汤以开提肺气，不使火气壅遏于会厌狭隘之地也。

半夏散及汤

半夏洗　桂枝　甘草

上三味，各别捣筛已，合治之，白饮和服方寸匕，日三服。若不能散服者，以水一升煎七沸，纳散两方寸匕，更煮三沸，下火令小冷，少少咽之。半夏有毒，似不当散服。

钱斗保云：少阴病咽痛者，谓或左或右一点痛也。咽中痛者，谓咽中皆痛也，较之咽痛而有甚焉。甚则涎缠于咽中，故主以半夏散，散邪逐饮也。

苦酒汤

半夏洗，破如枣核大，十四枚　鸡子一枚，去黄，纳上苦酒，着鸡子壳中

上二味纳半夏着苦酒中，以鸡子壳置刀环中，安火上令三沸，去滓，少少含咽之。不瘥，更作三剂。

喻嘉言曰：热邪挟痰攻咽，当用半夏涤饮，桂枝散邪。若剧者，咽伤生疮，音声不出，桂枝之热，既不可用，而阴邪上结，复与寒下不宜，故用半夏、鸡子以涤饮润咽，更有借于苦酒之消肿敛疮以胜阴热也。

猪肤汤

猪肤一斤

上一味以水一斗，煮取五升，去滓，加白蜜一升，白粉五合，熬香和令相得，温分六服。

喻嘉言曰：下利咽痛，胸满心烦，此少阴热邪充斥上下中间，无所不到。寒下之药不可用，故立猪肤汤一法。盖阳微者用附子温经，阴竭者用猪肤润燥。温经润燥中，同具散邪之义也。

大承气汤方见前

陈修园曰：少阴病口燥咽干，急下之，宜大承气汤者，以少阴上主君火，君火炽盛，水阴枯竭，故口燥咽干。急下之，上承热气，而下济水阴，缓则焦骨焚身，不可救矣。腹胀不大便，急下之，宜大承气汤者，以少阴主枢，君火之气不能从枢而出，陷于太阴地土之中，故腹胀不大便。《内经》云：暴①腹胀大，皆属于热。又云一息不运则针机穷者，此也。不可不急下之，以运少阴之枢，使之外出也。

按：少阴病，自利清水，色纯青，心下必痛，口干燥，急下之，宜大承气汤者，《经》曰"少阴之上，热气治之"，若邪入少阴，随之而化火，热气炽盛，煎着水液，顺流而下，故自利清水，水液下泄，不能上济，故心痛口干。不急下之，真阴立亡，危在顷刻矣。后世名曰热结旁流。司命者当此存亡之顷，主张其可少缓耶？

四逆汤

干姜　附子　甘草炙

---

① 暴：《素问·至真要大论》作"诸"，是。

水煎，温服。

喻嘉言曰：少阴病，脉沉者，急温之，宜四逆汤。急温则无取于回护矣。然以甘草为君，以干姜、附子为臣，正长驾远驭，俾不至于犯上无等，无回护中之回护也。

白通汤

葱白　干姜　附子

水煎，温服。

白通加猪胆汁汤

葱白　干姜　附子　人尿　猪胆汁

水煮三味，去滓，纳猪胆汁、人尿，和令相得，温服。若无胆，亦可用。

按：此寒热互用，乃阴阳两离之神方。阳独治于上，则干呕而烦；阴独治于下，则下利厥逆。阴阳不交，脉道失利，则无脉。方中姜、附行阳，犹恐阳不能回，故用葱白通之。胆汁行阴，犹恐阴不能降，故用人尿导之。与论中黄连汤治胸中有热而欲呕，胃中有寒而腹痛，同一交理阴阳法。后贤注释，皆谓此证阴盛格阳。夫阴盛格阳而至干呕，参、术、姜、桂、茸、附辈，浸冷与服，尚恐不及，而人尿之咸，胆汁之苦，一滴其可入口乎？读者慎勿为前贤朦①过。是方借治疫病阴阳错杂之证，方解颇异，白通辛温扶阳，胆汁苦寒清热，人尿秽恶直达疫所，此其所以妙也。

黄连汤　治伤寒胸中有热，胃中有邪气，腹中痛欲呕吐者，黄连汤主之。按：胃中有邪气，"邪"字当是"寒"字传写之误。

黄连　干姜　人参　桂枝　半夏洗　甘草　大枣

①　朦：蒙骗。

水煎，温服。

钱斗保云：伤寒腹中痛、欲呕吐者，是邪气入里，随其人胃中有寒、胸中有热而化病也。是方君黄连以清胸中之热，臣干姜以温胃中之寒，半夏降逆，佐黄连呕吐可止，人参补中，佐干姜腹痛可除，桂枝所以安外，大枣所以培中。然此汤寒温不一，甘苦并投，故必加甘草协和诸药。此为阴阳相格，寒热并施之治法也。

附子汤

人参　白术　茯苓　附子生　芍药

水煎，温服。

钱斗保云：少阴为寒水之脏，故伤寒之重者，多入少阴。所以少阴一经，最多死证。方中君以附子者，取其力之锐，且以重其任也，生用者，一以壮少火之阳，一以散中外之寒，则身痛自止，恶寒自除，手足自温矣。以人参为臣者，所以固生气之原，令五脏六腑有本，十二经脉有根，脉自不沉，骨节可和矣。更佐白术以培土，芍药以平木，茯苓以伐水，水伐火自王，王则阴翳消，木平土益安，安则水有制，制则生化，此诚万全之术也。其有畏而不敢用，以致因循有误者，不真可惜哉！

真武汤

白术　附子　茯苓　芍药　生姜

水煎，温服。

咳者，加五味子、细辛、干姜。小便利者，去茯苓。下利者，去芍药，加干姜。呕者，去附子，加生姜。

柯韵伯曰：真武，北方水神也。坎为水，而一阳居其中，柔中之刚，故名真武。取以名汤者，所以治少阴水气为患也。

盖水体本静，其动而不息者，火之用耳。若坎宫之火用不宣，则肾家之水体失职，不润下而逆行，故中宫四肢俱病。此腹痛下利，四肢沉重疼痛，小便不利者，由坎中阳虚，下焦有寒，不能制水故也。法当壮元阳以消阴翳，培土泄水以消留垢。故君大热之附子，以奠阴中之阳；佐芍药之酸苦，以收炎上之气；茯苓淡渗，顺润下之体；白术甘温，制水邪之溢；生姜辛温，散四肢之水。使少阴之枢机有主，则开合得宜，小便得利，下利自止，腹中四肢之邪解矣。若兼咳者，是水气射肺所致，加五味之酸温，佐芍药以收肾中水气，细辛之辛温，佐生姜以散肺中水气，而咳自除。若兼呕者，是水气在胃，因中焦不和，四肢亦不治，此病不涉少阴，由于太阴湿化不宣也，与治肾水射肺者不同法，不须附子以温肾水，倍加生姜以散脾湿，此为和中之剂，而非治肾之剂矣。若小便自利而下利者，是胃中无物，此腹痛因于胃寒，四肢因于脾湿，故去芍药之阴寒，加干姜以佐附子之辛热，即茯苓之甘平者亦去之，此为温中之剂，而非利水之剂矣。

通脉四逆汤

即四逆汤倍干姜加甘草

面色赤者，加葱。腹中痛者，加芍药。呕者，加生姜。咽痛者，加桔梗。利止脉不出者，加人参。

钱斗保云：此肾中阴盛格阳于外，故用四逆汤，倍干姜，加甘草，佐附子。易名通脉四逆汤者，以其能大壮元阳，主持中外，共招外热返之于内。盖此时生气已离，亡在俄顷，若以柔和之甘草为君，何能疾呼外阳？故易以干姜。然必加甘草与干姜等分者，恐涣漫之余，姜、附之猛不能安养元气，所谓有制之师。若面赤者，加葱以通格上之阳；腹痛者，加芍药以和在里之阴；呕逆者，加生姜以止呕；咽痛者，加桔梗以利咽；利止脉不出气少者，俱倍人参以生元气而复脉也。

吴茱萸汤

人参　生姜　吴茱萸　大枣

水煎，温服。

喻嘉言曰：吐利厥逆而至于烦躁欲死，肾中之阴气上逆，将成危候，故用吴茱萸以下其逆气，而用人参、姜、枣以厚土，则阴气不复上干。此之温经兼用温中矣。

厥阴证治例

邪出厥阴之经，脉细欲绝，手足厥寒，当归四逆汤主之。

邪入厥阴之脏，随阳而化者，厥而脉数，厥深热深，厥微热微，舌焦咽干，囊缩烦满。内热炽盛，或结于中则大便燥硬，或迫于下则圊便脓血，或攻于上则喉痹口烂，大承气汤主之。厥而脉沉弦，大渴欲引饮，热利下重，白头翁汤主之。厥而脉滑，白虎汤主之。随阴而化者，厥而脉微，囊缩舌短，苔滑而黑，四逆加吴茱萸汤主之。厥而恶寒，下利肢疼，拘急，大汗出，热不去，四逆汤主之。厥而汗出，下利清谷，里寒外热，通脉四逆汤主之。头痛，干呕吐涎沫，吴茱萸汤主之。若宿有痰饮，挟饮上结胸中，阻遏阳气不达四旁，以致手足厥冷，心下满而烦，饥不能食，脉乍紧，瓜蒂散主之。其或阴阳错杂，寒热混淆，厥而消渴，气上撞心，心中疼热，饥而不欲食，食则吐蛔，下之利不止，乌梅丸主之。

汇方

当归四逆汤

当归　桂枝　芍药　通草　细辛　大枣　甘草

水煎，温服。

若其人内有久寒者，加吴茱萸、生姜，酒和水煎服。

罗东逸曰：厥阴为三阴之尽，阴尽阳生，若受寒邪，则阴阳之气不相顺接，故脉微而厥。然厥阴之脏，相火游行其间，经虽受寒，而脏不即寒，故先厥者后必发热。所以伤寒初起，见其手足厥逆，脉细欲绝，不得遽认为寒而用姜、附也。此方取桂枝汤君以当归者，厥阴主肝，肝为血室也；佐细辛，其味极辛，能达三阴，外温经而内温脏；通草其性极通，善开关节，内通窍而外通营；去生姜者，恐其过表也；倍大枣者，即建中加饴之义，用廿五枚者，取五五之数也。肝之志苦急，肝之神欲散，辛甘并举，则志遂而神悦。未有厥阴神志遂悦，而脉微不出，手足不温者也。不须参、苓之补，不用姜、附之峻，此厥阴厥逆与太、少不同治也。若其人内有久寒，非辛温之品不能兼治，则加吴茱萸、生姜之辛热，更用酒煎，佐细辛直通厥阴之脏，迅散内外之寒，是又救厥阴内外两伤于寒之法也。

大承气汤_{方见前}

白头翁汤

黄柏　秦皮　白头翁　黄连

水煎，温服。

钱斗保曰：三阴俱有下利证，自利不渴者属太阴也，自利而渴者属少阴也，惟厥阴下利，属于寒者厥而不渴，属于热者消渴、下重、下利脓血，此热利下重，乃火郁湿蒸，秽气奔迫广肠魄门，重滞而难出，《内经》云暴注下迫者是矣。君以白头翁寒而苦辛，臣以秦皮寒而苦涩，寒能胜热，苦能燥湿，辛以散火之郁，涩以收下重之利也；佐黄连清上焦之火，则渴可止；使黄柏泻下焦之热，则利自除也。治厥阴热利有二：初利用此方，以苦燥之，以辛散之，以涩固之，是谓以寒治热之法；久利则用乌梅丸之酸以收火，佐以苦寒，杂以温补，是谓逆之从之，随所利而行之，调其气使之平也。

白虎汤_{方见前}

喻嘉言曰：滑为阳脉，其里热炽盛可知，故宜行白虎汤以解其热，与三阳之治不殊也。

四逆加吴茱萸汤

于四逆汤方内加吴茱萸

四逆汤_{方见前}

喻嘉言曰：大汗出而热反不去，正恐阳气越出躯壳之外。若内拘急，四肢疼，更加下利，厥逆恶寒，则在里纯是阴寒，宜亟用四逆汤以回其阳，而阴邪自散耳。

通脉四逆汤_{方见前}

陈修园曰：谷入于胃，借中土之气变化而黄，以成糟粕，犹奉心化赤而为血之义也。若寒伤厥阴，厥阴之标阴气盛，谷虽入胃，不能变化其精微，蒸津液而成糟粕，清浊不分，以致下利清谷，阴盛格阳，以致里寒外热，汗出而厥者，与少阴篇之通脉四逆汤证相似，亦宜以通脉四逆汤主之，启生阳之气而通心主之脉。

吴茱萸汤_{方见前}

陈修园曰：此治厥阴阴寒极盛，津液为寒气绊①，逆而上，故所呕皆涎沫而无饮食痰饮，而且逆行巅顶而作头痛，非此大剂，不能治此剧暴之证。方中无治头痛之药，以头痛因气逆上冲，止呕即所以治头痛也。

瓜蒂散_{方见前}

钱斗保云：痰饮壅塞胸中，则胸中阳气为邪所遏，不能外达四肢，是以手足厥冷，胸满而烦，饥不能食也。当吐之，宜瓜蒂散涌其在上之邪，则满可消，而厥可回矣。

---

① 绊：牵制。

乌梅丸

乌梅　细辛　干姜　黄连　当归　附子　蜀椒　黄柏　人参　桂枝

上味异捣筛，合治之，以苦酒渍乌梅一宿，去核，蒸之五升米下，饭熟，捣成泥，和药令相得，纳臼中，与蜜杵二千下，丸如梧桐子大。先食服，服十丸，日三服，稍加至二十丸，禁生冷滑物臭食等。

柯韵伯曰：六经惟厥阴为难治。其本阴，其标热，其体木，其用火，必伏其所主，而先其所因，或收或散，或逆或从，随所利而行之，调其中气使之和平，是治厥阴之法也。厥阴当两阴交尽，又名阴之绝阳，宜无热矣，第其合晦朔之理，阴之初尽，即阳之初生，所以厥阴病热，是少阳使然也。火王则水亏，故消渴，气上撞心，心中疼热，气有余便是火也。木盛则生风，虫为风化，饥则胃中空虚，蛔闻食臭而出，故吐蛔，虽饥不欲食也。仲景立方皆以辛甘味苦为君，不用酸收之品，而此用之者，以厥阴主肝木耳。《洪范》曰：木曰曲直，作酸。《内经》曰：木生酸，酸入肝。君乌梅之大酸，是伏其所主也。配黄连泻心而除疼，佐黄柏滋肾以除渴，先其所因也。连、柏治厥阴阳邪则有余，不足以治阴邪也，椒、附、辛、姜，大辛之品并举，不但治厥阴阴邪，且肝欲散，以辛散之也。又加桂枝、当归，是肝藏血，求其所属也。寒热杂用，则气味不和，佐人参调其中气。以苦酒渍乌梅，同气相求，蒸之米下，资其谷气，加蜜为丸，少与而渐加之，缓则治其本也。蛔，昆虫也，生冷之物与湿热之气相成，故药亦寒热互用。且胸中烦而吐蛔，则连、柏是寒因热用也。蛔得酸则静，得辛则伏，得苦则下，信为治虫佳剂。久利则虚，调其寒热，酸以收之，下利自止。

补遗方

麻仁丸 治趺阳脉浮而涩，浮则胃气强，涩则小便数，浮涩相搏，大便则硬，其脾为约，麻仁丸主之。

麻仁　芍药　枳实　大黄　厚朴　杏仁

蜜丸如桐子大。每服十丸，日三服，渐加，以和为度。

按：疫病邪入胃腑，热伤津液，宜养液润燥，清热通幽，是方最佳。

炙甘草汤 治伤寒脉结代，心动悸，炙甘草汤主之。

甘草炙　麦门冬　生姜　桂枝　大枣　人参　麻子仁　生地黄　阿胶

清酒和水煮，去滓，纳阿胶烊消尽，温服，日三服。一名复脉汤。

按：凡渗热灼伤津液，及热邪深入三阴，均宜此方清补兼投，养阴救液。

附瘟病治例 刘宏璧①

瓜瓤瘟

瓜瓤瘟者，胸高胁起，呕血如汁者是也，宜生犀饮。

生犀饮

犀角二钱，镑　苍术泔浸，麻油炒　川连各一钱　黄土五钱　金汁半盏　茶叶一大撮

水煎去滓，入金汁搅和，日三夜二服。虚，加盐水炒人参。大便结，加大黄。渴，加栝楼根。表热，去苍术、黄土，加桂枝、川连。便脓血，去苍术，倍黄土，加黄柏。便滑，以人中黄代金汁。

大头瘟

大头瘟者，其湿热伤高巅，必多汗气蒸。初憎寒壮热，体重，头面肿甚，目不能开，上喘，咽喉不利，舌干口燥。不速治，十死八九。宜普济消毒饮。如大便硬，加酒蒸大黄一二钱，缓缓服，作丸噙化尤妙。若额面焮赤肿，脉数者，属阳明，本方加石膏，内实加大黄。若发于耳上下前后，并额角旁红肿者，此少阳也，本方加柴胡、花粉，便实亦加大黄。若发于头脑项下并耳后赤肿，此太阳也，荆防败毒散加芩、连，甚者砭针刺之。

---

① 刘宏璧：清代医家，字廷实，豫章（今江西南昌）人。曾删补周扬俊《伤寒论三注》。

普济消毒饮

川连　黄芩_{酒炒}　人参　黑参①　桔梗　生甘草　连翘　升麻　牛蒡子　白芷　马勃_{各一钱}　僵蚕_{七分，炒}　蓝根_{如无，以青黛代之}　柴胡

上为末。半用水煎，去滓，食后徐服；半用蜜丸，噙化就卧，以令药性上行也。

按：大头瘟一证，历代名医皆谓热毒上蒸高巅，独出普济消毒饮一方，为不二法门。窃意是证有热而无寒也。临证以来，以书验证，以证索方，乃知证不一证，方不一方。有浊阴上逆者，有风热上攻者，有正虚不能托毒者，三种病机皆非普济消毒饮之属所能治。若是证果系热毒上蒸，则普济消毒饮又其主方也。其有风寒上犯高巅，头面肿大，色不红赤，但解散寒凝，祛逐风邪即愈，非大头瘟也。

匡朱氏甲戌除夕患大头瘟，越明年正月十四日延余，不遇。其子不复来延，其女坚欲余治，互相争论，至求自尽，十五日亲属乃遣价②来延。十六日至，家人云：得病来全不受药，入口即吐，自初三日水谷不进，已十日有奇矣，请先生来，不过尽人事耳。余诊之，头大如斗，两耳后、额上各悬水泡一个，以手拨眼而视，目珠红赤，舌黄而黑，唇晦而焦，脉细数无力。阅前医所主之方，皆用普济消毒饮之属而不验，殊无端可求，惟水泡不无疑焉。询之，云自正月初四日，头面遍发水泡，渐次破流清水。见未破者，只此三个，扪之不热，有水莹然，状若水晶。余思水泡不热，经十余日不干，大非实热，与方书所

---

① 黑参：玄参的别称。
② 遣价：差遣仆人。

载大头瘟不同。乃溯嘉言《阴病论①》中，有地气加天之旨，浊阴从胸而上入者，咽喉肿痹，舌胀睛突；浊阴从背而上入者，颈筋粗大，头项若冰。虽未及大头瘟，可引为此证谛诠。至目红舌黑唇焦，乃阴火上逆，即论中所引禅宗白浪滔天，劫火洞燃，及大千俱坏之微旨。证以水泡之不热不干，浊阴上逆何疑？夫平人七日绝水谷则死，兹值二七而不死者，妙在得病来全不受药，若受药则不死于病，必死于药矣。遂将前煎寒凉药罐击破，另以罐煎大剂芪附理中汤，亦不受。随用酒壶盛热水，灌药一口，即令衔壶嘴，使热气上蒸，不致呕出，频频灌服一剂，大有起色。再进加白胡椒三钱研末泡服，则不复吐，三四剂肿消思食，又数剂而愈。

余归，道过青市，谢公星阶邀舆，握余手曰：匡朱氏曾经余治，用古法而不应，今先生者②等治法，证据何处，义出何书？余曰：是妇生机，全在水泡，果是热证，用水调石膏敷上，亦即立干，岂水泡至十余日之久，尚不煎干乎？合参嘉言《阴病论》中所云，虽凭空结撰，而理解甚超，故宗之而不疑。谢公云：如何历代名家于是证论中并不言及？余曰：物必有偶，道在河图，阴阳对待，理数灿然，医书所不言者，比而观之则得矣。谢公叹服不已，曰：先生读书不死杀句下，独辟见解，翻千古陈案，吾于斯道退谢不敏矣！自是将医书置之高阁，不轻与人一方。

族兄蔼亭之子文垣甫九岁，患大头瘟，赤肿痛甚如锥，几频③于危，急延余治。诊之舌黄微白，脉紧而数，本属实证。

---

① 阴病论：见喻昌《医门法律·阴病论》。
② 者：指示代词，相当于"这"。
③ 频：通"濒"。

阅所服方，不出普济消毒饮之属，药病相当，而反不愈，其中微窍，殊难领会。蔼亭促令主方。余曰少缓，沉思半晌，忽憬然①悟曰：此必风热上攻高巅，不解风热，徒用芩、连、硝、黄以伤里气，无益也。遂主轻清透表之品，外用荞麦粉，浓茶调敷，以拔风毒，是夜霍然。翼日②门人方正来谒，告以内服外敷之法。比族兄鼎卿家请方正甚急，促之去。过数日告余曰：昨鼎卿之子运生，亦患大头瘟，用先生内服外敷之法，应手取效。师弟谭③论终朝而别。

轻清透解方

葛根　柴胡去芦　白芷　北防风各三钱　僵蚕　白鲜皮　金银花　甘菊各四钱　桔梗二钱　赤芍三钱　荆芥三钱　黄芩水酒炒，二钱　甘草一钱　姜朴二钱　全蝉蜕去泥沙，廿只

堂叔奉辉公，抱大头瘟旬日不愈。余以脉证验之，色不甚红，脉微而数，此正虚不能化毒，用扶正托毒之剂，二三服而病霍然。后友人仿余法，亦治验数人。可知古法言其常，吾法值其变，能知经权常变之道，则操纵自如，不独大头瘟一证也。

托里化毒方

人参　僵蚕　蝉蜕去头足　北生芪　当归　金银花　生甘草　川芎　白芷　荆芥　防风

捻颈瘟

捻颈瘟者，喉痹失音，颈大，腹胀如虾蟆者是也，宜荆防

① 憬然：觉悟的样子。
② 翼日：明日，次日。翼，通"翌"。
③ 谭：通"谈"。

败毒散。

荆防败毒散

羌活　独活　前胡　甘草<small>人中黄更妙</small>　柴胡　人参　枳壳
桔梗　茯苓　川芎　薄荷　牛蒡子<small>炒，研</small>　荆芥<small>各一钱</small>　防风<small>一钱半</small>

水煎缓服。加金汁一盏尤妙。

一方以金丝蛙，即青虾蟆，背上有两头黄色者，捣汁水调，空腹饮极效。焙干为末，水化服亦得。曾治数人甚效。

吾友戴临轩之子，未周岁，颈项肿大，声若虾蟆，不能啼哭吮乳，服荆防败毒散数剂不愈，势危急。延余至，亦束手无策。谛审良久，颈大气粗，声音变易，本系捻颈瘟证，服对证之药而不效，殊属可怪。乃溯张长沙论中有与小柴胡汤上焦得通①之语，想此子或者上焦不通，故有颈大气粗声变之证。遂以小柴胡汤加枳、桔一服而愈。兹收案附捻颈瘟后，以为临证者，投古方不效，当活法之中以生活法耳。

杨梅瘟

杨梅瘟者，遍身紫块，忽然发出霉疮②者是也。清热解毒汤下人中黄丸，并刺块出血。

人中黄丸

大黄<small>三两，尿浸</small>　苍术<small>麻油炒</small>　人中黄<small>如无，坑垢代之</small>　桔梗
滑石<small>各二两</small>　香附<small>姜汁拌，勿炒，一两五钱</small>　川连<small>酒洗</small>　人参　防风
<small>各五钱</small>

---

① 与……得通：见《伤寒论》第230条。
② 疮：原作"苍"，据文义改。

神曲丸，气虚四君子汤送，血虚四物汤送，痰甚二陈汤送，热甚童便送，通用清热解毒汤送二三服。

清热解毒汤

川连酒洗　白芍酒洗　生地　黄芩酒洗　人参各三钱　石膏鸡子大，研碎　羌活　知母各二钱　升麻　葛根各一钱　生姜切，二钱　生甘草一钱五分

水一斗，煮取五升，每服一升，日三夜二服。

疙瘩瘟

疙瘩瘟者，发块如瘤，遍身流走，旦发夕死者是也。三棱针刺入委中三分出血，及服人中黄散。

人中黄散

人中黄一两　雄黄要透明者　辰砂各一钱半

上为末，薄荷桔梗汤下二钱，日三服，夜二服。

绞肠瘟

绞肠瘟者，肠鸣干呕，水泄不通者是也。探吐之，宜双解散。

双解散

防风　麻黄　川芎　连翘　薄荷　当归　芍药　大黄　芒硝各五钱　石膏

黄芩　桔梗各一两　荆芥　山栀　滑石　白术姜汁拌，生用　甘草炙，各二两

上为散，每三钱，加姜三片，水煎去渣服。

按：肠鸣干呕，水泄不通，即干霍乱，俗名绞肠痧也。病

来甚暴，不急治之，壅遏正气，关格阴阳，命在顷刻，故古人以绞肠瘟名之。余云游方外，差得别传，爰录其方，以救斯证之厄。

赤蓼方 治肠鸣干呕，水泄不通，腹切痛，诸般痧证。

赤蓼脑子三个，或五个、七个。赤蓼俗名辣茵子草，脑子即草之尖子

上一味，揉烂，纳舌下，登时涎沫涌出愈。如病重牙关紧闭，以剪刀拨开纳之，若吐出再纳。如赤蓼一刻难觅，用后方。

烟膏方 冬月赤蓼草谢用此。

烟膏取吃好叶烟筒中之膏一九

上一味纳舌下，治同上。兼治忽然卒倒，不醒人事，阴阳否塞之证。如牙关紧闭，以剪刀拨开纳之，立苏。

按：赤蓼，草之微，烟膏，物之贱，用纳舌下，取效何神？盖舌乃心苗，廉泉肾窍，二物辛温，药到其处，即下达于肾，上通于心，心肾气通，则阴阳交理。妙在又不留邪，能使所伤之邪，悉从涎沫涌出，一刻内腑霍然。药虽微贱，功与诸葛武侯平安散、川督普济丹相埒。平安、普济中有片麝、蟾酥贵重之物，购办殊难，配合不易，非预备不足以应仓卒之急，不若此二方取之至易，用之至神。愿好生君子，遍传天下，一岁间，即此一证，可救无限生灵，况运会之无穷期哉！

软脚瘟

软脚瘟者，便清泄白，足肿难移者是也。即湿温，宜苍术白虎汤。

苍术白虎汤

石膏一斤 知母六两 甘草二两 粳米六合 苍术三两

煮米熟，汤滤去滓，纳四味再煮，减八分，温服一升，日三服。

按：软脚瘟，初起足软不用，无甚痛苦，浑身微热，或便清泄白，乃湿热为患，即痿病也。《经》云：治痿独取阳明。阳明主润宗筋，宗筋弛而不能束骨，发而为痿。故出苍术白虎汤，白虎清热，苍术燥湿，湿热去，其病立起，功居二妙散之上。

同治初，朱、秀二家，同患三人，用是方各服二剂而愈。后遇是证，检是方与之，轻者二三剂，重者数剂，无不效捷桴鼓。若立案，即此一证不下数十，吾恐名方尘封，世人不敢信用，故特揭而出之。忆昔年道过青市，友人引一小儿，足软不用，余作脾虚治之，退后思之，悔未用苍术白虎汤。后月余复过，询及此子已殇，惜哉。虽命之长短有数，一时思索不到，未用名方救疗，至今抱歉。是证初起失治，日久不愈，正气已亏。不敢用苍术白虎汤者，用虎潜丸，或二妙地黄汤，须知。

虎潜丸

黄柏盐酒炒　知母盐酒炒　熟地黄三两　龟板酥炙，四两　虎颈骨酥炙，一两　锁阳酒润　当归酒洗，两半　牛膝酒蒸　白芍酒炒　陈皮盐水润，一两

为末，煮羯羊①肉捣为丸，淡盐汤下。

二妙散

苍术　黄柏

二妙地黄汤

即二妙散合六味地黄汤

---

① 羯（jié 节）羊：已阉割的公羊。

卷四

沴邪蕴蒸肌表服芦根方表解而入腑之邪不随之而解通其里余邪复还表而解一则

余性僻好山水，戊子九月望后，率男光馥历览龙山。至廿六日族人邀诊，遣男归。廿九日遇门人方正告余曰：树桂①于廿六夜抱病，自服麻桂不应，昨主麻桂败毒散必效，先生可无虑。余心亦适。初一日接归，询属伤寒太阳证，服青龙、败毒、五积等方七八剂汗不出，而发热更甚，热极时，微觉恶寒，欲得衣被盖覆，近日反腰痛如折，口渴，小便不通，欲饮热茶，一嗑即止，少顷又索，颠倒床褥，时难耐过。诊之左手细数，右手气口洪大，舌薄微有白色。审问间，适方正至。议前此所服之方，本属对证，不惟不愈，而反腰痛如折，小便闭，恐患房事，命正问之，曰否。予不以为然，用温托之剂，腰痛愈，小便通。乃与正议用小柴胡汤加陈皮、白芍二三剂，热渴更甚，病更难耐。

周察至夜半，思索病原。如此处治而不应者，必前感山岚沴气故尔。夫沴气中人，由口鼻入，直干肺胃，肺主皮毛，胃主肌肉，其邪透发于肺胃所主之分，故蒸蒸发热，微觉恶寒，欲得衣被盖覆也。邪在肌表，属肺胃气分，故口渴而频索茶水。邪气蕴蒸于表，必致吸动里湿，故口虽渴而喜热，一嗑即止，少顷又索也。舌薄微白，邪在肌表，尚未入里也。其脉气口洪大，属肺胃之部也。肺胃受邪，惟芦根能直达其所，乃手定芦

---

① 树桂：指朱增籍之子朱光馥。

根方。顾谓方正曰：此方决效。一日一夜连服三四剂，大汗出，蒸热退，舌白除。

翼日方正来视，喜而告曰：斯病斯方，何其神也！余曰：肌表之邪虽解，而入里之机已兆，汝知之乎？方愕然。余曰：汝不征之舌色乎？微白虽去而深红紫赤，必须下之。昨日大热而不敢下者，恐表邪陷里也。今日热退而欲下者，端倪已露于斯也，不下必至变生。遂主大柴胡汤加硝，兼以大黄一味，蜜丸与之。正义高情笃，周视一日一夜。四鼓连下三四次，先硬后溏，里气一通，浑身发疹。乃止服，仍以芦根方数剂而愈，后以参苓白术散调治。

渗邪与正气混合游行上下服芦根方微汗疹出病似小愈加托里药乃得大汗全解一则

族瑾泉之次子棣志，体素羸弱，经余治乃成立。庚寅五月十二日在宝郡染时疫，发表清里不应，十八日归，十九日延余治。浑身厥冷，喜笑，舌苔黄黑，牙根腐烂，齿黑唇晦，小便黄，大便微溏，神明欠清，呻言，热气冲上溜下，无可奈何，其脉中取四至。谛思良久，病重若此，而脉不浮不沉不迟不数，必是疫邪横据膜原，剿之为要。唇舌乃邪气熏蒸，不可以小便黄一证，认作里热。厥冷乃邪信正诎，不可以大便溏一端，误作阴寒。其心神瞀乱喜笑者，渗邪上干膻中，疫病常情，不足为怪。仿吴氏达原饮，取草果之嗅，与疫同气，直达病所；槟榔、厚朴直捣中坚；甘草解毒；去知、芍、黄芩，无使淹溜阳气，不得外达；加人参扶其正气；羌活、葛根、柴胡提出三阳表分。俟阳信厥解，再为处治。服二剂。

次日诊之，果厥解而神明稍清，自知一团热气，无有定所，时而冲于心胸，时而溜于脐腹，时而注于喉关肩臂，时而游于背膂腨①腘。一至其处，初按之在是，细审之却又不在是，其烦热不可名状。细揣病情，与吴氏所论邪据膜原不同，此是疹气从口鼻而入，直干肺胃气道，邪正混合，随气升降，周流躯壳，所以上下无常，往来不定，欲出不出，外不干经，欲入不入，内不干腑。草果、槟榔徒耗清空之气，恐致变生不测。忆前岁因小儿光馥病疫，悟出芦根方，证虽殊而治大同，遂用其方，径清疫热，提邪外出，使邪干血分则从斑解，邪干气分则从汗解，听其自然。服一剂果斑出，三四剂诸证皆除。瑾喜曰：病愈矣。余曰：未也。疹气蕴蓄，余邪难尽，方内须加参、芪、防风、归、地辈，力行拖解，使余邪皆从外出。服至五六剂，脉数，口渴发热，热极时反觉恶寒，欲得衣被盖覆。促令再服一剂，口更渴，热更甚，瑾以热茶数碗与之，助其气液郁蒸，大汗而解。翼日热退身凉，四肢如在井泉中出，身体尚津津汗出。随用人参黄芪当归桂枝汤加芦根等味，以复其体。

疹邪缠绵日久欲出不能服芦根方表气通
汗出发疹渐解一则

朱君倬云，庚寅四月十九日染病，经李君融峰调治，至五月初十日延余。诊之脉中取带数，壮热无汗，微觉恶风，其热入暮更甚，精神困倦，舌边肉色暗晦，中心黄，两边黑，两耳气逼，若瀑布声，若雀噪声，若金鼓声，万籁交集，殊难耐过。细审此病，虽缠绵日久，疹邪犹在中道。壮热，微觉恶风，是邪欲出表而未能。两耳气逼，是疹邪熏蒸三焦胆腑。腑受邪蒸，

---

① 腨：脚胫。原作"跰"，据文义改。

必循少阳脉道而上扰空窍，故有万籁交集、殊难耐过之状。舌苔黄黑，在伤寒多属下证，而在疫病不足为凭。与李君商及小子光馥病状，欲进芦根方，李君称善。遂主芦根方，加人参、归、芍扶正，柴胡提邪，一服汗出发疹，二三服舌苔减，五六服热渐退，议用清补兼投以善后。余他往，得李君调理而安。

表气通里气随通下血块一则

申寅庄抱病，诣余治。云初起发热恶寒身体痛，服表剂后，身痛稍减，现头颅箍闷，内腑挥霍撩乱，无可奈何。问其所苦，莫名其状。舌苔黄白。审的是疫，即主芦根方，兼口苦咳嗽，加柴胡、黄芩、桔梗、花粉、麦冬。次日又诣余治，云病已愈，服一剂汗出，二剂五鼓时下黑血块极多，诸证皆除，今日请更方。余曰不须更，再服二三剂，以散余毒，自然体复。庚寅

里气通下黑水而表气随通一则

从兄①美成与余同时业医，九月二十一日抱病，至十月初一日遣侄自外接余归，一见而泪频频下，云：兄弟自此分别不久矣。余曰：如何？曰：得病来发热、微觉恶寒，头颅紧箍胀闷，脐腹壅滞，心中无有主持，自服羌活汤、麻桂败毒散之属十八剂，明系表证而汗不出，更有何法？诊之脉中取带数，舌苔白黄而肿。余曰：是疫也，照光馥例治之自愈，何用忧为。遂用芦根方，加羌活、红胡②、葛根提出三阳表分，洋参匡扶正气，令一伏时③服二三剂，至夜必从汗解。次早诊之，舌苔

① 从兄：即堂兄。
② 红胡：红柴胡。
③ 一伏时：一昼夜。

减。云：服二剂，夜半微汗，病觉稍松。余曰：病已松，原方更进三剂，今夜必大汗而解。次早又诊之，云：昨夜四鼓后，下黑水甚多，倦卧少顷，漐然大汗，今日自觉诸病若失，但精神疲倦奈何？余曰：病解，服调理之剂自愈。乃以人参黄芪当归桂枝汤加防风托出余邪，后自服平补而体复。庚寅

渗邪蕴蒸致热甚神昏舌苔黑焦僵卧待毙
卒得芦根托解汗出回生一则

族石峰其长孙体仁，于辛卯七月初八日在宝郡染疫，十五日舆归，二十四日延余治。诊之壮热无汗，微觉恶寒，其热入暮更甚，错语神昏，舌苔黑焦，耳聋，僵卧，旬日不食，六脉浮空，势危急，万难措手。时伊戚杜君逊成在坐，亦善医，述用发表和解清里剂均不应。余谛审病证，乃是渗邪蕴蒸，欲出表而不能，提邪外出，得汗出热解，方是活法。然六脉浮空，不顾正气，即提邪透表，恐致汗脱莫救。与杜君议用芦根、薄荷、银草直解渗毒，人参、葳蕤、归、地、白芍养液以助汗源，因咳嗽加贝母、陈皮，用柴胡一味轻轻提之。服二剂，果大汗，热退身凉，神识清朗，舌黑渐润。大便旬日未解，用苎根导法，顷下秽恶。小便短赤，用育阴利水之剂，服三剂小便清长。六脉有神，舌转红润，议用养阴之剂。余归，渠①家速求复体，方内加芪、术，服数剂，忽日晡发热，狂妄谵语。复延余，余以服芪、术太早，助其余邪，与杜君议用二阴煎去木通，易黄连以莲心，更加石斛清阳明虚热，龙骨、牡蛎交媾心肾，柴胡、白芍养血提邪，一剂狂定热除。善后仍议养阴之剂，得杜君调

---

① 渠：他。

理而安。

渗邪蕴蓄不解虽多方调理罔济解渗乃能转危为安一则

辛卯九月廿九日，族石峰家复延余至。述其冢妇①李氏染病，即体仁母也，因昼夜周察体仁月余，寝食俱废，精力疲劳，自十八日忽病发热恶寒体痛，经戚杜君逊成多方未验，而饮食莫入口十日矣。举室仓皇，以待君来，未知能救药否。诊之脉浮，舌黄微白，气逼两耳，耳聋，面色晦滞，发热微觉恶寒，入暮热更甚，神昏僵卧。审的是疫，顾谓石曰：此又芦根方证也。与体仁病同而治较难，以大劳忧虑后而获此病，恐病去而元难复。遂与杜君议芦根方加萎蕤、生地、归、芍、柴胡之属，一服汗微出，热减痛除，二三服续得汗出而诸证平。举家喜极。余曰：客邪虽去，主气难复。随与杜君议用理损之剂，渐渐调治以冀复元。

渗邪得芦根方透发邪溃表里分传通其里气虚热上逆一则

童子静甫，族婿妇曾氏子也。八月初染病，证类伤寒，经门人筹斋调治。筹以任重，促令延余。诊之脉浮数，舌白黄，壮热无汗，微恶风寒，头颅时痛时止，数日不更衣，是渗邪蕴蓄中道，证其重。与筹议进芦根方，透发中道渗毒，俟邪汗出后，看证用药。连服二剂，是夜果臭汗淋滴。翼早又延方正至，诊之热虽少退，而舌苔黄焦，邪溃表里分传，议用大柴胡汤。服一剂大便通，即转呕逆证，此虚热上逆，改用小柴胡合橘皮竹茹汤加麦冬。因发热额痛，证未全减，更加葛根，三四剂诸

---

① 冢妇：指嫡长子的正妻。

证皆退。余归，议清补兼调以善后。

橘皮竹茹汤

橘皮　竹茹　人参　甘草　生姜　大枣

水煎，温服。

渗邪蕴蓄兼出三阳而少阳为甚得芦根方提解
遂传疟疾当并提三阳之邪以治疟一则

辛卯九月三日，余归。男光馥禀曰：族元昌在宝郡染疫归，比①延大人数次不遇，次日男往视，扰乱烦躁，形色晦滞，舌苔黄刺，诊其脉弱疾数。询其病，云：自前廿三日起，每日或巳或午后，憎寒壮热，无汗口渴，小便短赤，气逼两耳若瓮覆，体痛，头两侧锥痛，日晡更甚，夜深痛热少减。前已服柴、葛、麻、桂五六剂，汗不出，昨归，又进柴胡桂枝汤两剂转剧。男想药病相当，不惟罔效而反增剧，明系疫邪稽留三焦，与少阳正气相搏，正邪分争，故憎寒壮热。其头两侧锥痛者，邪出少阳。身体痛者，邪出太阳。日晡更甚者，阳明王于申酉，渗邪干胃，随阳明燥气相蒸故尔。扰乱烦躁，形色晦滞，舌苔黄刺，口渴，小便黄赤，耳若瓮覆，确属渗邪蕴蒸。即用芦根方加羌、葛、柴胡，因脉弱加人参，嘱令速服一剂，大汗病自松。昨往视，伊喜曰：药对证矣。服半剂汗出，尽剂瀄然大汗，病觉已松。诊得脉弱带数，面间黑滞未退，舌转微白，而舌根尚黄，仍是渗邪稽留，令再服以托解余毒。至五鼓时汗出，大便通，先硬，后下黑溏极多。

言未已，适延余，率馥诊之，脉洪无力，舌白微黄。病作

---

①　比：接连。

时，憎寒壮热，头两侧痛，膝膑痛，便下秽恶。乃谓馥曰：此
沴邪蕴蓄，得芦根方提解，邪出三阳而少阳为甚，势已传疟，
便下秽恶，表气通而里气随通，不必顾虑，当提三阳之邪以驱
疟。即以柴胡桂枝汤加芦根、薄荷、草果、槟、朴。膝膑痛，
是阳明经气下郁，宜加鲜常山，鼓舞阳明邪气外出。进数剂，
头痛、膝膑痛止，寒热少平，变作干呕，以柴胡桂枝合橘皮竹
茹汤，二剂干呕止，而余邪散漫肩背，两肩解痛，脉弱虚大，
乃以柴胡桂枝合四兽散三四剂而愈。后因调养失宜，微作寒热，
服小柴胡之属，继用十全大补汤以复其元。

四兽散

即六君子汤加乌梅、草果、姜、枣煎。

沴邪留恋中道上中二焦痞满一则

友人袁君可知，商安邑，染疫归，治经月余，延余至。上
中二焦痞塞不通，按摩导引不可释手，四肢厥逆，冷过肘膝，
势在危急。阅所服方，在安邑则用表剂，归家纯用温剂，愈治
愈甚。审之确系痞证，独不解四肢厥逆如是之甚。细而思之，
必是沴邪盘踞上中，郁遏阳气不达四末，非半夏泻心汤不能使
痞塞顿通、阳气四布也，遂主之。一服减半，二三服全愈，后
以平补复其体。

沴热甚弥漫三焦得栀子金花汤顿解一则

病有按证处治而不应者，必深思以求之，纵或不中，而鬼
神来告。如吾治脉侄新莽病，热甚，神识不清，按三阳热证例，
治经旬日无效。忽歌声彻户外，家人恐用药不当，请人向余言
更医之意，余不允。周昼夜观之，自叹药与证对，而病不愈，

必思有所不到也。沉思而睡，梦至族兄松乔家，适演戏，推之上坐，见金甲神层见叠出，光烛霄汉，俄而觉。乃思松兄晚年爱诵《金刚经》，或吾侄得金刚神庇佑则吉，即许《金刚经》。又思热证例治中，有栀子金花汤，遂主其方，连进二剂，至日暮霍然而愈。噫！思之思之，鬼神通之。此语良不虚也。业斯道者，当人命存亡之际，其可不尽心乎！

疹邪内郁阳气不达肤表体厥一则

李年友之妻某氏，病体厥。床下置火盆二，重衾盖覆，犹欲其子覆卧被上，以通暖气。诊之脉紧数，舌苔白焦如积粉，口臭气粗，喷热如火。余思此乃疫病，火郁于内，阳气不达肤表，外虽若冰，而内若炭也。主吴氏三消饮，芩、知、硝、黄以荡内热，羌、葛、柴胡透发火郁，服四五剂体厥解，内热亦轻。本方减硝、黄，又数剂而愈。

邪陷太阳经腑同病一则

族叔湘德之继配刘氏，染病月余，医退谢不治。请余至，诊之脉虽细数，而浮部有力，身虽热而微觉恶寒，神识不清，舌苔黄白，小便滴沥，室中秽气刺人鼻观，僵卧不起，频用布帛换贴。医作肾虚治之，服参、茸、归、地数十剂，愈治愈危。细审病证，脉浮恶寒，表未解也。表未解而口渴，小便滴沥，是邪陷膀胱，经腑同病。忆嘉言治痢，有逆流挽舟之法，虽前后二阴不同，可比例而得也。主以人参败毒散，提陷邪从表分而出，随令服莱菔汁数碗，一以解地黄之凝，一以止上消之渴，不日而肌表微似有汗，诸证皆除。

邪入太阳之腑蓄血一则

房镜堂客游省垣，抱病归，神识不清，言语善恶不避亲疏，登高而呼，弃衣而走，治经旬日不应。细审之，每当少腹硬满难耐时，其证更甚，乃知蓄血发狂也。外用熨法，内服桃核承气汤。是夜小便下血一瓶，狂少定。服近二十剂，小便渐次清白，病乃全愈。

附致王槐溪先生书

前月十二日酉刻，抵某家，询及先生，云已上午归矣。诊某病证，捧阅先生所主之方，皆由仲景圣经中得来。噫！古调不弹久矣，先生起而更张之，真先得我心之所同然矣。但审某病，系疫，主吴氏三消饮，是夜大便通，证稍平。十三日下午更用三黄解毒汤加味治之，服三剂，热退神清，病去六七。十五日仿吴氏清燥养营方意，用清润之剂，十六日忽变呕逆，余思某素喜服辛热，今寒凉之剂，虽与病当，邪热未除而胃中虚热上逆，不宜温胃，用橘皮竹茹汤清补兼投必得矣。某不信，以为寒凉过剂，非附子理中汤不起，姑从之，甫半剂而神昏谵语，呕逆更增。十七日始信余用药，仍主橘皮竹茹汤加黄芩、石斛，十八日呕止神清。十九日默思病虽已退，而三四日未曾大便，其中必有燥粪五六枚，不通之恐为枯木之春，死灰之焰。用润肠之剂，暗用生大黄作丸下之，果下燥粪六七枚，硬如铁石。斯时也，余喜曰：病根拔矣，略加调治自愈。又从橘皮竹茹汤加减治之。至二十一日病已痊可，惟戒其慎风寒、节饮食而已。

适有一荐医者至，见余如此用药，大信其舌曰：此阴证伤寒也，若此之治，性命恐难保全，必请某医至或有可生者。某欣然许诺，余知其性服①不坚，即告归。越明日，果延某至，深诋前非，某反将功归伊，独不知某之病，不有先生调理于前，得余继起于后，其命将成乌有，有何竟归功于伊乎？然而世情大率类是也夫！我岂不知世之业斯道者哉？守舒氏驰远②《伤寒集注》，出入不下二十味，无病不治，自谓得医门捷径，不知驰远粗得六经大意，何曾深窥仲景堂奥。观仲景自序云，撰用《素问》《九卷》《八十一难》《阴阳大论》《胎胪药录》等书，从大造阴阳，写出至元至妙之文，至当至神之方，以应万世无穷之用。驰远妄行注释，蠹食圣经，为仲景罪人。仲景，汉人也，圣于医者也，去古未远，其书辞深义奥，历代注家，非十年冥悟，鲜能得其理解。故后来读仲景书者，贵于无字处读之。而今世医者，喜其简便，反奉驰远之言为金科玉律，荼毒生灵。窥其意，以为不如是，不足以阿富贵者好。吁！随波逐流，君子鄙之。吾所以抚时下风气，不得不向先生道也。况先生神游仲景之堂，精探嘉言之蕴，谅必早为浩叹，力复古风，但未知曲高和寡，能许我为知音否？

渗邪得芦根方透发诸证已解而余邪独出少阳一则

族笃斋之母谢氏染疫，连服麻桂败毒散五剂，汗不出，延余。诊之脉中取而数，舌苔白黄微黑，发热微觉恶寒，头颅紧箍疼痛，身体痛，口涩不能耐，内腑挥霍撩乱，无可如何。问其所苦，莫名其状，莫觉其所。知系疫证，即以芦根方加羌、

① 服：顺从。

② 舒氏驰远：舒驰远，名诏，号慎斋学人，清代医家，著有《伤寒集注》等。

葛、柴胡提出三阳表分，黄芩以清少阳腑热，因体质羸弱，加人参匡扶正气。服一剂汗出，寒热解，二剂便溏，诸证除，三剂内腑肃清，而胁下疼痛。余以邪出少阳之经，用小柴胡汤加陈皮、白芍、台乌①之属而愈。后以调补剂复其体。

邪传胸中少阳枢机不利证成结胸一则

戴全堂妻苏氏，病近一月，延余治。诊之脉浮弦，舌白，胸次壅塞疼痛若石压，手不可近，匍匐床榻，刻难耐过，审系结胸证。阅所服方，皆行气导滞，间用滋补之剂，而药石究未曾下。此乃表邪传至胸中，正居少阳部分，致少阳枢机不利尔。用小柴胡汤转少阳之枢，加枳、桔扩开胸次。一服小效，二三服全愈。

少阳经腑同病一则

族鼎卿之妻贺氏，病患虚损，屡经余治得安。己丑春，忽寒热咳嗽，胸满胁疼，势沉重，医作虚劳治之转剧。旋延其从侄锦堂至，锦主小柴胡汤，病小瘥。旬日乃延余。诊之脉浮弦，舌黄带黑，验证系少阳经腑同病。小柴胡汤本属对方，而不收全效者，以方中少用黄芩耳。因谓锦曰：善哉方也，但宜君黄芩。盖正伤寒邪传少阳入腑，舌黄，此舌黄带黑，未免夹疫。疫属热邪，君黄芩以清热，得柴胡以提之，其病自当立解。果数剂而效。

辛卯春，族兄廷魁子染病，诣诊之。发热微恶寒，头两侧痛，呕逆食不入，内腑挥霍撩乱，口苦，气粗而臭，舌苔白焦，

---

① 台乌：天台乌药。

脉中取而数。细思诸证，若果系春温，必渴而不恶寒，今口苦而不渴，发热而恶寒，明是疫传少阳，经腑同病。渗气蕴蓄，游行少阳三焦，故内腑挥霍撩乱，挟少阳胆热上蒸，故口苦舌焦，气粗而臭，呕逆食不入。外溢少阳之经，故头两侧痛，发热恶寒。以脉论，在伤寒邪传少阳脉弦，此中取而数，确属疫耳。遂主小柴胡汤加蝉、蚕、银花，服一剂汗出证平。次日日晡，忽壮热，烦渴，自汗。复诊，舌苔微白，舌根黄焦，大便溏，小便热，脉数虚大。知渗邪得前方，少阳之邪已解，而余邪传入阳明，随其王时而作，所以脉证若此，乃进人参白虎汤，二剂立瘳。始信家严论疫，必相其出入而治，宗长沙六经，为至当不易之法也。谨附邪传少阳，按例治之，而余邪传入阳明一则于此。光馥识

渗邪传布太阴按例治之余毒尚留一则

门人族芳斋染病，延余治。诊之脉微而浮，腹大痛。述日前浑身不和，发风疹，疹隐则腹痛甚。余知渗邪传布太阴，出则风疹，入则腹痛，法宜提邪外出，则腹痛自愈，主以桂枝汤加人参、防风，服一剂风疹出，而腹痛顿止。奈余毒留恋不出，喉舌麻木，心慌内乱，片刻难耐，即以银花、甘草煎汤与之。药方入口，如醍醐灌顶，沁入心脾，喉舌、内腑安然。信乎银花、甘草，外科书称为化毒神品，此吾芦根方中选用二物之所由来也。

渗邪出入太阴少阴服理中辈而邪不服病似小愈
过数日又肆其虐一则

胞弟和亲，由粤西归。风尘劳苦，感岚瘴渗气，途次病发，

至宝郡始唤舆。十月十七日抵家，尚能行走，颜色晦滞憔悴。询其病始何日，云：初二日在大埠头，发热恶寒，身体疼痛，夜服表剂发汗少愈，日强步行。现惟入暮发热，口渴思饮而已，别无他苦。十八早诊之，脉沉细数无伦次，殊觉汗骇，病虽不多，难保无虞。继而思之，必是痧毒蕴蓄，尚未发见，故色脉如是，遂主芦根方。

余外出，二十一日飞舆接归。诊之脉浮而数，舌苔白，神识欠清，恶寒壮热口渴，知是痧邪出表，乃又促进二剂，猛向三阳而提之，至夜半大汗而解。二十二日热退身凉，脉亦静，用小柴胡汤去黄芩，加当归、白芍、山药养阴祛邪。服二剂，至四鼓大热大渴，舌黄，脉洪大而数，用竹叶石膏汤，服剂半渴止，舌底淡白无津，舌苔黄焦而黑。

适延门人颜生益善至，诊之脉微而散，酉戌发热而不渴，热止四肢厥，因谓余曰：先生此方难用，若果系热深厥深，用前方应当霍然而起，胡为脉转微散，其中不无可虑。并值便溏三次，恐邪陷入太阴，成协热利。为今之计，曷若舍证从脉，宜宗仲景桂枝人参汤？余曰：善。遂进一剂，不应，改用大剂理中加附子。少顷，脉虽弱而舌苔忽润，熟睡一时许，食粥半盏。二十四日，益善议用参、芪、术、附、姜、草大剂，急进数剂，厥热少减，而舌黑不退。二十七日，益善归，守服是方。

二十八日，舌由黑而焦，适门人方正至，议温燥过剂，宜用温润，正然其说，遂主理阴煎加参、附。服二剂又不应，舌更焦黑，入暮热反甚。乃思此是阳气已复，而热邪不服，用地骨皮饮，清补兼投，服一剂厥热退。十一月初一日，舌黑全去，转淡红微白，大有起色。不意初三日下午食生梨一枚，入暮复厥热，至天明汗出即解。初四日，舌苔浮黑，余以生冷伤阳，进四逆汤二剂，浮黑去。初五日，以六味回阳饮进之，舌转黄。至初六日，服二剂，舌黄微黑而焦。又恐热伤津液，温燥过甚，初七日，以大补元煎加麦、味大剂连服二剂。初八日，人事昏沉，舌更黑焦，厥热更甚。

余知尽能索①，诊其鼻流清涕，乃思前此鼻孔焦若烟煤，今流清涕，不可谓全无生机。辗转思维，莫不是渗邪留着心肾脉道，扞格水火升降之气，故舌苔焦黑乃尔。欲破留着之邪，非借三甲散不能也。初九日，径用三甲散，一剂舌黑减而稍润，二剂舌黑去，三剂舌上津生而淡红矣。初十日，改四逆散泥浆水煎，加生地酒浸捣取清汁兑服，一剂厥热减，二三剂而厥热除。随用归脾汤、七福饮加芪附调理，近半月渐次而愈。

噫！吾弟斯病，当邪入三阴，不得益善温托于前，斯时危矣。厥后病复，仍是渗邪留着要道，不得三甲散去着于后，斯时又危矣。甚矣，治疫之难也，治疫而当正虚邪不服之尤难也！仲春同李君融峰治同宗筠轩君之病，异曲同工。吾弟惟多伏邪留着之一节耳。庚寅

三甲散吴又可　治凡人向有他病，稍感疫气，客邪胶固，主客交浑，缠绵不解，愈久愈固，急用三甲散，多有得生者。更附加减法，随其证而调之。

鳖甲　龟甲并用酥炙黄为末，各一钱，如无酥，各以醋炙代之　蝉蜕洗净炙干，五分　僵蚕白硬者，切，生用，五分　穿山甲土炒黄为末，五分　牡蛎煅为末，五分　䗪虫三个，干者擘碎，鲜者捣烂，和酒少许，取汁入汤药同服，其渣入诸药同煎　当归五分　白芍药酒炒，七分　甘草三分

卷四

七七

水二钟，煎八分，滤渣温服。若素有老疟，或瘅疟者，加牛膝一钱，何首乌一钱，胃弱欲作泻者，宜九蒸九晒。若素有郁痰者，加贝母一钱。有老痰者，加栝楼霜五分，善呕者勿用。若咽干作痒者，加花粉、知母各五分。素有燥嗽者，加杏仁捣烂一钱五分。素有内伤瘀血者，倍䗪虫，如无䗪虫，以干漆炒烟尽为度，研末五分，及桃仁捣烂一钱代之。服后病减半，勿服，当随证调理。

附门人颜益善《三甲散论》：

疫邪胶固血脉，主客交浑，其证大热烦躁，或热止肢厥，厥而复热，舌苔黄黑，芒刺干燥，神识昏愦，或渴，或下利污水，或便秘鸭溏①，小便时清时浊，脉或微而数，或浮大而散，种种凶侯，纷更叠出。补之则邪火愈炽，泻之则脾胃益损，滋之则胶邪转固，和之则因循就死，散之则经络空虚，疏之则精气耗竭。当此万难措手之际，主之以三甲散者，以疫邪蟠踞血脉要道，如油入面，起伏出入，难可名言；譬强奴悍婢，主弱莫制，俯首听命。欲廓清而奠安之，非取刚劲不挠之物，不能当其锋而挫其锐，非用血肉有情之味，不能导其路而捣其巢。故君鳖甲之色青味酸，入肝而消坚破积，龟甲之色黑味咸，入肾而祛热除蒸；辅以僵蚕、蝉蜕之轻清，搜邪散结于无形之室；牡蛎、䗪虫之重浊，逐瘀化痰于有形之乡；更使以山甲之善窜，直达病所；无微不周，合之归、芍之养血，甘草之和中，声应气求，同为辅正胜邪之本。投此方于大肉未脱，真元未败之时，诚有起死回生之功也。吁！是方尘封二百余年矣。学者读其书

---

① 鸭溏：病名。大便泄泻，清稀如水，状如鸭屎之证。又称鹜溏、鹜泻。

未免顺口过去，见其方反狐疑而不敢用。一临此证，展转模糊，曾不知病于何治，即素以明医自待，亦惟袖手旁观，忙愕无计，而况梦梦①者乎？今也得吾师起而用之，方中精蕴，因而益显，泽腾②不敏，敢妄析于后，虽未能畅厥全旨，然刻鹄类鹜，亦不可谓无千虑之一得也，业斯道者其毋忽诸。

诊邪随少阴寒化一则

族兄嫂谭氏年七十染疫，身热嗜卧，错语神昏，旬日不进食，延余治。偕门人匡子凤阁同诊，脉沉无力，余顾谓凤阁曰：此系何证？曰：少阴寒化证。脉沉嗜卧，即《论》中少阴病提纲所云脉沉细但欲寐也。元阳不藏，故身热，元阳沦灭，心神不能主持，故神昏错语。余不禁欣然喜曰：子可出而论治矣。医而能辨三阴，斯道其庶几乎。主附子理中汤。顷间又延某至，诊毕谓余曰：此火证，当用下剂，主六一承气汤。余不然之。主人信余甚坚，遵余主方，数剂而愈。

邪入少阴之脏服通脉四逆汤至子丑时值少阴主气
大汗而解一则

李谭氏家贫孀居，抚一子字喜五，年十八。春月患伤寒六七日，壮热谵语，人事昏沉，干咳引胸膈痛，小便短赤，前医力辞不治。延余治，诊得脉六七至，重按全无，舌薄微有白刺，口渴欲饮热汤。余曰：此少阴阴证伤寒也。阴寒入肾，则元阳遭其逼迫，飞越于外，外虽热而内实寒，所谓假热是也。寒盛

---

① 梦梦：昏乱，不明。
② 泽腾：颜泽腾，字益善。

凌心，心无主持，则语无伦次，所谓郑声是也。人事昏沉，正少阴之证，《论》云少阴病但欲寐是也。阴寒射肺，故干咳，气不化精，故小便赤。脉六七至，重按全无者，以元阳将脱离之际，故脉亦见欲脱欲离之象也。舌薄微有白刺，口渴欲饮热汤，明系阴病见证。遂主通脉四逆汤，因脉无神无力，加洋参。是夜服二剂，热虽略减，而干咳更甚，且痰中带血。举家疑是姜、附致误，急延余至。余曰：阴病难于回阳，今痰中带血，正是阳回佳兆，以血体阴而用阳也，速进数服必效。是夜又服二剂，至子丑值少阴主气之时，大汗而愈。善后用本方加芪、术之类，培补正气，不半月神完气足矣。

产后邪气乘虚径入少阴里寒外热一则

族纫秋之冢妇王氏，壬辰染时疾旬日。二月初，适余住其家，治笃斋母氏病，请诊之。脉浮数无力，舌苔白黄，述初起壮热，咳嗽痰涎，胸满气喘，头晕，口渴。医以白虎汤与之，病进，更医服败毒散，亦不应。余以小柴胡汤服一剂如故。次早诊之，细询病原，云：自去腊八日产后至正月初，似觉身体不和，月杪①忽得此疾。余曰：口渴欲饮热否？壮热而恶寒否？曰：口渴宜热，身虽壮热，欲得重衾盖覆，而背寒更甚。余知此乃产后百脉空虚，邪气乘虚径入少阴，而成里寒外热之证。里寒极盛，故口渴欲饮热水以自温，阴盛格阳，故身壮热而欲重衾盖覆，所谓热在皮肤、寒在骨髓也。其背恶寒者，系少阴主证。咳嗽痰涎、胸满气喘、头晕，正阴寒上逆之征。遂以茯苓四逆汤加砂仁、半夏，醒脾涤饮，数服而愈。后以归脾汤调

---

① 月杪：月末。

理复元。

茯苓四逆汤

茯苓　人参　附子　甘草　干姜

水煎，温服。

壬辰二月，房兄巨卿妻邓氏，因月初巨在宝郡染疫归，服事旬日，巨愈而氏染之，发表温补不应。月杪，延馥治，诊之脉弱数，口苦，舌苔黑滑，发热呕逆，满口白涎，唾之不已，耳聋嗜卧，少气懒言，头颅倾倒，大便旬日未通，势危迫。细审病情，乃是疫传少阴，里寒外热证也。肾阳衰微，邪入随而化寒，迫阳外越，故发热，即《内经》所谓重寒则热也。呕而口唾白涎不已，即嘉言所谓浊阴上逆也。耳聋嗜卧，少气懒言，头颅倾倒，明系少阴见证。惟此阴霾惨冽，而口苦一证殊有不可解者，《论》中口苦乃少阳胆热上溢，岂阴气内盛，而胆尚热乎？《内经》心热则口苦，兹舌苔黑滑，水凌火位，而心尚热乎？静思良久，乃元阳沦丧，以致三阳不升，三阴不降，而心胆虚热绊阴寒上逆。大便旬日未通，正升降失职，中枢不运使然。法宜扶阳建极，厥疾自瘳矣。主以附块三两，术、芪各四两，北姜二两，炙草八钱，人参四钱，半夏四钱，砂仁三钱。顷间又延某至，诊毕，以柴胡双解饮，议决于馥。馥曰：凡证当阴阳难辨之处，贵于公共证中寻出专证来，庶有把握。若此发热耳聋口苦呕逆便闭，似少阳阳明病，而参以脉弱数，舌苔黑滑，嗜卧少气，头颅倾倒，其里寒外热，确有明征。当此阳消阴长之时，不速以大剂猛进，真阳亡在顷刻矣。某遂称馥主方为善，进一剂。次早诊之，大有起色，馥归。嘱令服原方二三剂后，分两减半，又数剂而全愈。谨附于此，以见家严渗随寒化之言，厥有旨哉。光馥识

㽲邪传入少阴致心肾不交解㽲即交通水火一则

吾友蒋君壬秋病疫连旬，经萧君春浦调治未愈。延余至，诊之脉洪大而虚，舌肿苔黄焦，神明瞀乱，问之不知所苦。时萧君在坐，述所服方，大剂滋补药中加丹、泽而病不退，何与？余曰：按此㽲入少阴，心肾同病，水不上升，火不下降，故舌肿苔黄；水火不交，必神志两伤，故神明瞀乱。君所主方诚善，第丹、泽宜易莲心，盖丹、泽虽能泻火，而少既济之功，莲心味苦气寒，直解㽲毒，且凡仁心向上，惟莲心倒悬，而又回环上旋，能交通子午，使心火下降，肾水上升，一物之微，而三善具备。萧君从之。果数剂而诸证悉除，只觉精神疲倦，改用参、术、茸、附、归、芪辈，峻补气血，进数剂，颇能观书。余归，得萧君调理而体复。

邪入太阴少阴寒化一则

贺梅仙，余亲家德浦先生季子也，性聪颖。方成童时，道试①场中，感不正之气，抱病归。医不知透发㽲毒，辄用寒凉，变证蜂起，势在危急。延余至，诊之脉数无力，身热汗出，痰涌咳嗽，饮食不进，神昏错语。余以为寒凉过剂，剥消正气，邪入太、少两脏，随阴而化，是日进四君子汤微扶阳气。次早诊之，确无疑义，即以大剂芪、附、六君进之，三四剂病少减，七八剂病证平。余归，嘱更服数剂，少减分两。乃祖世俊公亦善医，后自以平剂复其体。尔时世俊公谓余曰：是孙发愤自雄，

---

① 道试：即院试，是正式科举考试中最低一级的考试。考中者称秀才。

力求上达，即值除元日①，亦书声不辍，谕令撙节，癖好难移，不无隐忧。越二年梅仙入泮②，后竟以用心过度，得痨瘵疾不禄③。伤哉！

邪出厥阴一则

刘翼卿妻朱氏染病旬日，其舅立莘公飞书召余。余至，云：昨日忽变，指头厥冷而麻过肘肩，渐次入心即死，徐徐用姜汤灌之，良久乃苏，日发二三次。今延君至，未知能治否？诊之脉细，乃知邪出厥阴之经，主当归四逆汤，一服而愈。经方之神，诚有今人不可思议者。立莘公自是感谢不已，视余极厚，人称为忘年交云。

邪入厥少二阴渗随阴化得大剂温托便通汗出病似小愈而余邪不服当清补兼投一则

朱君筠轩，素禀阴脏，常服温补，庚寅春染病，证类伤寒，治经半月，延余。诊之脉洪大而松，精神疲倦，入暮厥热，神昏错语，舌苔浮黑，势危急。默思此系渗邪传入厥阴、少阴，随阴而化，法宜补气扶阳，否则厥深热退不可为矣。吾友李君融峰与吾同见，遂议参、术、茸、附辈大剂进二三服。忽夜半便溏一二次，浑身汗出，举家仓皇。余曰：中气有权，秽腐当去，加之汗出，表气又通，病当解。次日果有起色，越二日余归，李君接服平补，想已痊可。不料愈近半月，入暮发热如故，

---

① 除元日：除夕和正月初一。
② 入泮：科举时代学童入学为生员称为"入泮"。古代学宫前有泮水，故称学校为泮宫。
③ 不禄：夭折之称。《礼记·曲礼下》："寿考曰卒，短折曰不禄。"

舌苔黄黑。是乃正气未复，而余邪不服，当清补兼投。复延余，议用洋参、麦冬、枸杞、山药、生甘草辈，俟邪诎正信，随证调理，以冀全愈。

邪传厥阴热深厥深一则

友人刘星轩妻曾氏，病半载。六月初，延余治。入室见门帷窗帘严密，披裘烘火，犹恶风寒。诊之口燥干，脉浮而数，按之有力。余汗流浃背，刻不忍坐。出问其原，云：自春感风寒，至夏初四末厥逆，故盛暑能着冬裘，不可离火。现手足冷过肘膝，背亦怕寒，前医皆谓虚损，所服纯用温补，愈治愈甚。余谛审其证，厥逆恶寒，乃厥阴经证，合参脉数有力，口燥舌干，背虽畏寒，尚属厥阴热邪，《论》中所谓热深厥深是也。遂主以四逆散加萎蕤、当归、白薇、丹皮、生地、地骨皮、黄芩，一二服去火揭帘，三四服脱裘而服单矣。更用八味逍遥散，数剂全痊，后以平补复其体。

邪传厥阴经脏同病一则

族伯严七月中旬自省垣①归，染病，治经月余，医屡更而病愈进。至八月十七日延余治，诊得脉五至，左关寸有弦象，身热恶风，欲借衣被盖覆，胸中空旷，得布帛束缚，其空尚不能耐，气撞头摇，巅顶痛，捧扶亦不能强止，满口痰涎，唾未已，旋复生，胆怯心虚，目见无数小猴，蹲坐柜上，谛视之，实物也。默思病情，率是邪传厥阴，经脏同病。厥阴手脏，心包络也。前所服达原诸方，多伤胸中清空之气，是以包络空虚，

---

① 省垣：省城。

邪传厥阴，随虚而化，则有中空不宁，目见猿物之象。足脏①肝木也，风气主之，风木震动，故气撞头摇，挟胃上逆，故痰涌巅痛，遏郁不宣，故身热恶风，欲借衣被盖覆。胆怯脉弦者，厥阴、少阳相表里，连类及之也。法宜扶正疏风，主以六君合桂枝汤，加黄芪、北风、吴茱、明麻。方中陈皮用白，白膜似包络，以填实心主宫城，差得海上别传。服一剂病减，二剂皮肤发疹作痒。痒乃阳虚，方中加附子数剂，诸证平。后服四君加芪、附、杞、仲、山茱、归、首、鹿胶辈，而体全复。

计：人参四钱　焦术八钱　茯神三钱　陈皮白三钱　黄芪一两，生　防风二钱　明天麻酒蒸，二钱　吴茱萸三钱　半夏三钱　桂枝三钱　白芍三钱　炙草二钱

姜枣引。

邪入厥阴之脏随阳而化囊缩热证一则

王怀四壮年力田，染病旬日，忽舌焦囊缩，延余治。诊得脉沉数，咽干，小便黄赤，大便燥结。以脉证审之，是厥阴大承气急下之证，然未经历炼，迟疑不敢。默思厥阴乃极阴之脏，而得极阳之证，非极阴之物，不足以制极阳之邪。取井底泥涂之，其囊即不缩入。速与大承气下其结粪，二服而愈。后与族兄克邻谈及此病，兄抵掌曰：吾在中湘时，因客感后亦患斯证，服温补剂，几濒于危，幸一老医进大承气汤而愈，与先生所治之证相同甚矣，医道之不可不讲也。余曰：囊缩一证，在伤寒疫病则有热有寒，而在杂病则有寒无热，全在临证谛审，否则杀人在反掌间耳。

———

① 足脏：指足厥阴经。

卷四

八五

误服寒凉邪入三阴渗随寒化一则

壬辰夏，是编落成，适门人房侄孙成均、永承同时染疫。成均体强壮，初起证类伤寒，服五积散干呕不止，服橘皮竹茹汤呕平而热不退，继以温托之剂，虽浑身疹出而不透。五月初三日延余。诊之脉浮数，仍主托里透表之剂。初九日，复延余至，家人云：请某进大柴胡汤数剂，得大下热减，好半日。昨午后忽神昏错语，僵卧，溲便遗失，扬手掷足，四肢厥冷，喉强舌黑，痰声辘辘，喉关紧闭。灌人参生姜汤，滴不能入，未知尚可救不？诊之脉浮洪而空，思索半晌，脉证若是，本不可治，然因误服寒凉，邪入三阴，疹随寒化，四肢虽厥，扪之而身尚发热，元阳正在脱离之际，用参、附招之，或可归舍。第喉强痰涌，汤药何能入？即用生姜捣烂炒热，敷喉关胸膈，宕开寒痰，煎参、附、芪、夏、竹沥、姜汁，令人以指掐腋下大筋，频灌之，即能吞下。服一剂喉关开，二剂脉少平，四五剂厥热退，至十二日人事乃知，大渴索饮，心中烦，用归脾汤合生脉散。余他往，嘱令服二剂，俟烦渴解，即请光馥调理以善其后。不意过服二三剂，忽又头重如山，呕逆痰涌不已，始请馥，以大剂芪、附、理中加砂、桂、白胡椒，近廿剂方愈。

永承体赢弱，初起自服表剂不愈，延医以小柴胡汤加石斛、石膏等味，疹邪为寒凉郁遏，精神困倦，言微不食。急延余。诊之左脉浮数，右弱数，舌苔黄厚，自言胸膈郁热不堪耐，旬日来服药许多而汗不出。余知正气衰弱，不能托邪外出，主人参、黄芪、当归、炙草匡扶正气，芦根、柴胡、桔梗、生姜宣散疹邪，透表而出。服三剂，汗出热解，乃思食，食时微欲呕，手足微厥，此误服寒凉剥削正气，疹邪随三阴寒化。余他往，命光馥调理，以姜、附、六君而安，后以归脾汤复元。

　　按：喉乃肺脘，腋下大筋，肺脉所过之道，凡喉痛水谷不进，汤药不入者，掐之顿开。灌以对证之药，或进糜粥，屡获奇效。并及。

卷五

附劳神感风病发成痉神明瞀乱差似癫人一则

吾友谢君芝圃执醮事①，劳神感风，归家忽心神瞀乱，颈项强，手足挛急，时口噤，时举动语言多妄，若鬼凭之，遍求符箓不应。月余，延余。诊之脉浮弦，舌苔白滑，病作时浑身发热。其父仪堂公谓余曰：此必因前用心不虔，邪祟临身。今延君诊，未知脉可否，如可再禳②。余曰：非祟也，乃痉病也。能屏符术遵余治，数剂可瘳。公喜，促方。余以脉浮弦，舌白滑，手足挛急，项强口噤，作时发热，知风邪尚在经输，神明瞀乱，举动多妄，因劳伤心神故尔。用天保采薇汤疏散风邪，重加人参匡扶正气，一服小愈，五六服而病如失。

天保采薇汤

羌活　前胡　半夏　陈皮　柴胡　赤芍　白茯　川芎　枳壳　厚朴　桔梗　苍术　升麻　葛根　藿香　独活　甘草

附胃风环唇麻痒一则

族克斋患环唇麻痒，刻难忍过，时以五指掐之，睡必令人频频替掐不可停，否则痒觉。延余治。余以甘菊一两，知母三钱，甘草二钱与服。适王槐溪先生在坐，阅余方曰：此胃风耶？吾未之见及。斯病得君方愈矣。果一服而效。

---

① 醮事：道士所做斋醮祈祷之事。
② 禳（ráng 瓤）：祭名，指祈祷消除灾殃、去邪除恶之祭。

附阴寒直中少阴一则

族兄岚暄于腊月十八日，为公务乘舆往宗祠，途次天变，栗烈①雨雪，舆帘失备，浑身雪满。十九日归，体倦发热，二十日延余治。诊之脉迟而弱，体困神昏，天柱已倒。其嗣翠峰已煎麻黄汤，俟余来与服。余曰：脉证若此，乃阴寒直中，麻黄决不可入口。翠以为明系感寒，非麻黄不能治。余曰：若用麻黄必见害，余不任其咎也。翠遂凭余用药。以附块、焦术、北芪各半斤，北姜四两，炙草一两，人参四两，鹿茸二钱，浓煎频灌，一伏时服至三剂，至二十二日下午计服八剂。人事稍清，天柱已竖，颇能起立。二十三日陪余饮酒，则谈笑如常矣。厥后翠谓余曰：家严之恙，药止②十剂而资费二百余缗③，分两之重，某所罕见，果何故？余曰：尊公参、茸、芪、附，日日常服，当此大患临身之际，如艨艟巨舰，浮沉于大海之中，暴风骤至，势甚危急，非千钧之锚，不能镇定也。翠叹服不已。

附寒中少阴循脉道上逆肾病及肝一则

余友刘君校亭妻王氏，患齿颧痛，延余治。诊之脉沉细数。云：病自舌根如电掣痛，抵齿龈旋转入左颧骨下，按摩不及，其痛莫何。余思舌为心苗，而肾脉萦舌本，齿乃肾余，颧骨肝部。舌根如电掣痛，抵齿龈旋转左颧骨下，此肾病及肝，乙癸同源也。以脉验证，乃寒中少阴，循脉道上逆。主理阴煎加北辛温散肾邪，因脉数，左颧痛，更加丹皮以解肝热。一服病减，

---

① 栗烈：凛冽。栗，通"凓"。
② 止：只。
③ 缗（mín 民）：成串的铜钱，每串一千文。

二三服全痊。

理阴煎

熟地　当归　干姜　甘草炙

水煎热服。或加肉桂。

附妇人经水适来贪凉过甚邪中三阴
寒凝血室目中见鬼一则

吾戚戴君葵亭之妻欧阳氏，辛卯七月初十日抱病，十五日延余治。诊之脉细紧数，舌苔白厚。其证初起寒颤头晕，左手足厥冷彻骨过肘膝，手指挛急，腰腹痛甚，口渴饮热，目中见鬼，食不进。经余门人戴生芸亭调治，用麻黄附子细辛汤，寒颤平，继用人参当归建中汤加杜仲、补骨脂，俟余议定与服。余曰：此邪中三阴，经脏同病。腹痛属太阴，腰痛厥冷彻骨属少阴，厥冷而兼消渴属厥阴。立方当统三阴而治，所主方中宜重加姜、附。服二剂，忽云热自膝膑骨中溜至足跟。余曰：阴病难于回阳，阳回决愈，宜更增姜、附与服。第不解暑热之时，而有此寒中三阴脱阳见鬼之证。审问间，葵亭嫂氏出而告曰：吾娌月初，当行经时贪凉，夜静更深席地而卧，寒或由此受。昨宵经复行，未知前药可再服不？余曰：可。乃思《伤寒论》，妇人伤寒发热，经水适来，昼日明了，暮则谵语，如见鬼状者，为热入血室。兹邪中三阴，寒凝血室，亦目中见鬼。虽《论》无明文，可比例而得，与脱阳白昼见鬼之论有别，遂用姜、附、参、术、桂枝、归、草温经之剂猛进，寒凝之血得暖续下，鬼物消而诸证除。余归，后芸以参、茸、术、附峻补气血，以复其体。

附邪中厥阴囊缩寒证一则

李同朝病囊缩，治经月余不效，延余治。脉沉迟，此乃阴寒直中厥阴。阅所服方，皆纯阴滋补之剂，愈助其阴，则阴邪愈肆，宜乎病日臻也。余主大剂芪附理中汤，而其父沉吟，终日不进。余诘曰：令郎病尚可治，宜速服药，何迟疑乃尔？曰：前医某，初主方时，戒芪、术，恐其提升，戒姜、附，恐其燥烈，服之则愈缩不救。今先生正用其所戒，而分又极重，与某言大背，是以不敢。余曰：此说甚谬。夫阴寒直中阴经，得大剂姜、附以挽回阳气，芪、术以鼓荡中气，则大气盘旋，囊缩之证自愈。伊疑释，即进一服。次日松戟夹而囊信不缩。乃叹服吾用药之果，续进十余服，体全复。吁！医某不知思求经旨，省疾问病，务在口给，往往用药之下，多行震惊之术。如斯病不得吾力信其说，不死于病而死于药，反叹天命之短也。庸流之害，可畏也哉！

辛卯六月杪，奉命誊录六经。适族孀谭氏子，甫二龄，患囊缩证，延馥至。氏将乃子阴囊紧揪不敢释，云：昨夜乘热贪凉，适卧房北牖风入，抵鸡鸣，是子发热，啼号，小腹胀满痛甚，阴囊缩入。审视指纹隐隐淡红。默思厥阴经脉，绕阴器，抵小腹，风寒直中厥阴之经，故小腹胀痛，阴囊缩入，发热乃风寒拂郁，指纹淡红明系寒征。速令灌豆淋酒一盏，随主桂枝汤倍生姜，加吴茱萸、附子，服一剂而病顿解。谨附于此，可见风寒直中厥阴，有温里攻表兼施之一则。光馥识

豆淋酒法①

黑豆一升　烧酒二升

黑豆炒令烟出，随用烧酒沃之，去豆温服。

附挟虚伤寒不温补助血化汗证变垂危仍用参附温托汗出全解一则

门人筹斋之弟逸卿，体羸弱，去秋患失血疾，愈后即新婚。今元旦患伤寒，筹以五积散与之，头身体痛恶寒俱证虽除，而疲困已极，势危急，初三日延余治。诊之脉微数，呼吸短促，不入肝肾，口渴频索热汤，耳聋，两乳近胁处微痛，浑身热，手心尤甚。筹与其弟静斋预拟小柴胡汤，决于余。余曰：耳聋，近胁微痛，似柴胡证，而其脉微数，呼吸短促似喘，体疲困，口渴喜热，则系少阴虚寒，耳聋乃少阴肾虚之征，发热是肾气不足，不能托邪外出，张景岳所谓挟虚伤寒也。主以参附理阴煎加西砂以疏滞气，易地黄以枸杞，纵胁微痛，不无邪滞，当从末治，否则肾脱不救矣。服三四剂诸证平，惟热与近胁痛，加柴胡二钱许，以透表，一服浑身津津有汗而解。后于本方去柴胡，加芪、术以复其体。壬辰

附邪中三阴溜腑一则

婴儿张叶亭，孀妇张朱氏所出也。其父伯仙兄弟三，仲季早世②，去秋伯仙君相继而亡，家富饶，三支仅有此能传玄草。今四月甫岁半，自下旬抱足疾，诸治不效，至七月初一日，其

---

① 法：原作"去"，据文义改。

② 早世：早逝，夭折。

外祖吾族晓垣备舆，请余往治。至其家，三世寡母序立而告曰：吾家宗祀皆赖此子，如其可治，药资千金不惜。乃审其指纹，隐隐淡红，证则自左膝眼上坚肿如石，至胯端而还，不仁不用，皮色不变，上有血路络覆，形容憔悴，血不华色，喉舌㿠白，头颅倾倒，便溏烦躁。见证如是，颇难之，及阅其所服之方，未足疾时，稍有寒热，肆行凉散，及疾已发，妄行攻削，六月望后，虽请三四名流调理，又皆气血兼补，不惟足疾不愈，而元气日见消耗，精神日见疲倦，此头颅倾倒，便溏烦躁所由作也。余思此证，率由药不中病，投剂合宜必有生机。乃研求经旨，《内经》云：邪中于阴，从腑①臂始。此子明系邪中三阴，阴寒凝结，所以坚肿如石，不仁不用，上见血路络覆，非大剂扶阳抑阴，佐培补气血之品，鲜克有济。遂主人参四逆汤加鹿茸、芪、术、茯苓，少用肉桂宣导阳和。六七服下黑溏，举家惊其元气已坏，余曰：无忧，是药之力，阳刚猛进，中气有权，坚冰得暖而下，邪还于腑之兆也。又十余剂下痰涎，状若鱼目，余喜曰：病根拔矣。益令守服此方数十剂，肿渐消体渐复而愈。《内经》中阴溜腑之义，旨哉言乎。己丑

卷 五 九 三

附太阳少阴两感证少阴得人参四逆寒凝已解而太阳余热入胃一则

从兄敬皇妻刘氏，患伤寒，发热恶寒，腰痛如折，经数日，赶余归。诊之脉沉细数，神识不清。余曰：此两感伤寒也。进人参四逆汤数剂，诸证愈。过三四日，忽日晡时微热，求更方。

---

① 腑：原作"跖"。《灵枢·邪气脏腑病形》："中于阴者，常从臂腑始。"据改。

余曰：原方再进二三剂看何如。翼日观之，日晡热甚，余知少阴脏寒少退，而太阳表邪入腑，用调胃承气汤微荡其热乃得，然犹不敢遽用，令再服原方。次日下午乃进调胃承气汤，甫半剂则便溏，再进则速下二三次，潮热顿已。仍令服原方以复其初。

附气虚伤暑清暑益气一则

李鸿书夏月抱病，咳嗽烦满，身热汗出，夜则神昏错语，口干，小便短，医作虚劳治，经月余转剧，求治于余。诊之六脉虚数，舌色深赤，知系暑病。咳嗽烦满，身热汗出，夜则神昏错语，即《经》所谓"因于暑，汗，烦则喘满，静则多言，体若燔炭"是也。口干，尿短，舌色深赤，正暑热内淫之征。然六脉虚数，正气已伤，第清解暑热，而不滋补气液，恐致变生不测，遂主生脉合天水散加辰砂。一服神清，三四服病已。

生脉饮
人参　麦门冬　五味子
水煎服。

附湿热下溜魄门则生痔痔隐湿热上蒸证似虚劳一则

余亲家戴君酉斋，乙亥九月下旬，患干咳无痰，引左右胁痛，胸紧，潮热，昼夜不眠，饮食渐废，肌肉消瘦，诸治不效。十月杪，延余治。备述病由，六月府试时，生一外痔，如鸡子大，考一场，发一次，即消，终未灌脓。余思湿热下溜魄门则生痔，不溃而隐，湿热无从而泄，积久上蒸气道，故见干咳胁痛，潮热不眠，食减肌消，差似虚劳之证，不祛湿热病不能瘳。然元气已坏，燥湿清热，又在所禁，必甘平渗湿，生元气于无形，消湿热于有形，乃克有济。遂以萋蕤一两，山药八钱，苡仁生用四钱，白鲜皮冰糖水炒四钱，当归四钱，酒芍三钱，贝母三钱，茯苓三钱，甘草炙一钱，进一剂，即安睡半夜，次早食饭一顿。余住四日归，病将全愈，饮食如常。令服廿剂后，加大枣，萋蕤蜜用，服近五十剂，体复元矣。

附霍乱服姜附过燥润喉通关一则

忆新莽周岁时患霍乱证，服附子理中，呕泻虽止，两目窜视，有油膜上裹，身僵直，不能吮乳，赶余归，亦束手无策。翼早静探气息，呼吸停匀，不无可生之机。乃思或是姜、附过剂，喉中干燥，润喉即所以通关。随以腈①肉数片、龙眼肉三枚蒸汤，茶匙缓缓灌之。初进二三匙，虽不能吞，觉口呀呀然动。少倾又进一匙，似达喉关而下，继进颇能吞。乃挤乳频频进之，至日中则能吮乳矣。因姜、附过剂，戒令不药，只以乳调之，旬日乃痊。

附②痰火为害变生狂疾一则

族芝轩素性豪侠，因营谋不遂，凤夜焦思伤神，忽昏狂妄语，不讳善恶，延余治。当诊脉时，端坐如常。余知其心尚能主持，脉圆静平和。家人咸以癫疾目之，恐难治。余曰：乃痰火为害，变生狂疾，此显而易见者也。若隐而难测者，变态百端，不可名状，虽周梦觉③怪病论，尚未足以穷其变。遂以王

① 腈（jīng 精）：《集韵》："音精，肉之粹者。"即精肉。

② 附：此字原在"一则"下，据原目录移此。下条同。

③ 周梦觉：即周学霆，清代医家。字荆威，号梦觉道人。著有《医学百论》《三指禅》《外科便览》等书。

隐君滚痰丸与服，直攻顽痰，每日兼服二阴煎，黄连易莲心，以扑燎原之火。计服滚痰丸四五料，二阴煎数十剂，下胶痰半桶，如鱼目状，其疾乃瘳。

滚痰丸

青礞石一两　沉香五钱　大黄酒蒸，八两　黄芩八两

上将礞石打碎，用焰硝一两，同入瓦罐内，盐泥固济，晒干，火煅①石色如金为度，研末，和诸药水丸。量人虚实服之，姜汤送下。

附心肝火王怪变百出必须举水灭火持金伐木一则

房粹田抱病，延余治。诊其脉弦数，问之不知所苦，状似懂默②，但目不了了。知变证难测，令家人日夜监守，不可疏忽，是夜从之。而监守人以余言为妄，稍睡，粹即冲出至大门外，厉声疾呼，逾垣上屋。家人惊起揪之，始叹余有先见之明。主以栀子金花汤，而莫之信，以为邪祟不必服也，待符箓不应则用之。余欲归，坚留之。越日更甚，时而嘻笑，时而怒骂，时而手舞足蹈，时而嘻戏仰卧，手足上翘③，脊之中骨着席，如圜之转，如磨之旋，术士不敢近。惟余入室诊脉，静默端坐，出则如故。若是者又旬日，迨时父执蔚斋主持其家，饬令屏符术，信余方。余思病原，乃火王制金，不能平木，木火煽发，故嘻笑怒骂，怪狂百出，非举水灭火，持金伐木，鲜克有济。仍进栀子金花汤加玄参、生地，随用铁落饮，数剂少平，廿余

---

① 煅：原作"煆"，据文义改。
② 懂默（dāi dāi 呆呆）：痴，笨。
③ 翘（qiào 窍）：翘起。

疫证治例

九六

剂而愈。愈后静默不言，余知铁落重镇，有伤中气，更同萎蕤、石斛、生苓、甘草、山药平淡养气之剂，廿余剂乃如常矣。

忆昔从平石①师游，治陈训三伤风误治变成痨瘵。吾师进丹参败毒散，咳嗽痰血之证俱愈，忽变角弓反张，一日二三发，手足指尖着席，肚腹上仰如硚巩②，压之亦不能平，待半时许渐次而下。吾师以风寒得表而出，散见经输，治之较前尤易，令家人无骇，主天保采薇汤，数服而愈。案载王公藏本，兹谨录之，以为手足上�，圜转磨旋之对待，证奇事常，无庸咤异。

生铁落饮

铁落一盏，水六杯，煮取三杯，入下项药　石膏一两　龙齿　茯苓　防风各七分　黑参　秦艽各五钱

铁落水三杯，煎一杯服，一日两服。

附热邪干胃狂谵无伦一则

谢君芝圃曾痉病治验，过十余年，狂妄无伦，言善恶不避亲疏，登高而呼，弃衣而走，监守不敢少疏，家人疑是旧病复作，延余至。诊之脉滑疾，汗出如雨，乃阳明腑急下之证。因禀赋亏弱，用当归承气汤，使邪去而正不伤，一服狂定，二三服霍然。谢君之病，前后不同，全在见证用药也。

保命当归承气汤

当归一两　大黄一两　芒硝七钱　甘草五钱

水一大碗，姜三片，枣十枚，煎至一半，温服。治阳狂奔

---

① 平石：指王平石，朱增籍之师。
② 硚巩：似当作"桥拱"。

走，骂詈不知亲疏，此阳有余阴不足。大黄、芒硝去胃中实热，当归补血益阴，甘草缓中，加姜、枣者，调胃气也。以大利为度。《经》云：微者逆之，甚者从之。此之谓也。

附心神不足病发善笑必补养心神一则

吾友谢君汉亭妻邓氏，当未字时，忽善笑，日数发，每发数十笑，至声不能转而后已，已后神疲气馁。家人疑是祟，遍求术治不应。渐次肌肉消瘦，起卧不安，乃延余治。诊之脉弱，默求《经》旨，心主笑属实，为狂病之渐，此女脉弱，难作实看。细思膻中属心，主宫城。《经》云：膻中者，臣使之官，喜乐出焉。此必心神不足，无有主持，致膻中失职，而喜乐无常。补养心神，使膻中臣使有权，喜乐适时，则笑自止。遂主归脾汤去木香加半夏，倍用龙眼肉，数十剂果效。

归脾汤

人参　龙眼肉　黄芪　甘草　茯苓　木香　白术　酸枣仁
远志　当归

姜三片，水煎服。

附脏躁病久悲哭伤肺须补肺气液一则

房兄鹤堂为妻氏病延余治，余住其家，忽闻哭声彻户外，询之，云乃媳某氏病经年余，符箓药饵设法待尽不应，每月数发，发则急躁异常，躁极则哭，数时乃止如平人。现较前更甚，旬日数发。余曰：此药病也，系脏躁证。以甘麦大枣汤与之。顾谓余曰：此方去岁王某已用之矣，计服小麦斗许不应。余曰：若是再想方。次早诊毕，细询家人哭时有泪否，曰泪频频下。乃思甘麦大枣汤治脏躁实证，而脏躁岂无虚证乎？年余泪下，必伤肺液，液愈伤则躁愈甚，是以较前更剧。即以保元汤去桂，大补气液，加龙骨、牡蛎交媾心肾，茯苓、半夏洗涤痰饮，十余服决愈。果数剂而病不复作。

保元汤

人参　黄芪　肉桂　甘草炙

甘麦大枣汤

甘草　小麦　大枣

附胃阴不足致咽燥干呕须养胃清燥一则

吾友王君复旦妻朱氏，患呕逆证，气息奄奄，势危急，延余。诊之脉微数。述所服温燥药俱不应，干呕，咽中干燥至贲门，欲饮水自救，水入即呕，饮食不进已廿余日矣。余思胃主受纳，其脘通咽，谷气从而散宣，此必胃阴不足，欲散精上营于咽而不能，所以咽燥干呕，加之温燥日进，其阴更伤。法当补养胃阴，倘胃阴一线未尽，或者可救。遂用人参、山药、芡实、炙草养胃，天精草清燥止渴，频频灌入，一服呕平，数剂全痊。

附胃气不能统摄以致呕吐清涎肌肉消瘦须养胃调中一则

杜青六妻某氏，患恶阻证，投以止吐温中之剂而更甚，肌肉消瘦，已卧不能起矣，床头枕边呕吐清涎，水谷不进，将近一月。青以为决弗治，不过延余以尽其力。余思温中止呕之剂服而不愈者，乃胃气不能统摄，听津液之消亡，故呕吐清涎，肌肉日就消瘦。不补胃养液，鲜克有济。遂用人参、山药、芡实、炙草专补胃中气液，煨姜畅胃调中。一服呕止，十余服而体复。此与王朱氏案①争②在引用一味，治法判若天渊。

附厥阴风木震动变生呕逆一则

朱君绍元侧室卢氏，得虚劳证，肌肉消瘦，延余治。诊之脉细数无神，绕脐痛如围箍，时而喉痒如丝若电掣过，所进之食即随涎沫吐出。余思环脐乃厥阴地部，喉痒如丝若电掣过，乃风木震动，以厥阴之脉上达喉关，呕吐涎沫系厥阴见证。遂主吴茱萸汤加肉桂、茯苓，数剂喉痒止，呕痛顿除，举家称病寻愈。余曰：脉数无神，肺脾更甚，只可云小愈，仲秋之交，恐难越过。后果近季秋而逝。

附肾中水胜火不生土土不制水怪变百出一则

王君征聘妻陈氏，壬申九月初，忽神明瞀乱，悲泣无常，进礞石滚痰丸之属不效。十月杪，延余治。脉微弱，肌肉眴惕，目光朦胧，初视可，久则昏，视地若窗棂，人扶立之犹不敢履，惊恐频生，欲人围绕，每日呕清涎数盏，中有顽痰如豆大，破之青黑，呕出此痰，人事稍清，诸证略减。审是乃肾阳衰微，以致怪变百出。盖肾为水火之宅，性命之根，火借水涵，水借火温，水火平秘，寿命永固。夫固有不可偏者。兹肾中水胜，火不生土，土不制水，任其饮邪肆逆，凌心伤神则惊悸瞀乱，侵肺伤魄则悲哀泣涕，窒碍正气，不能温养肌肉，运行四肢，则肉眴筋惕，手足力弱。禅宗所谓白浪滔天，大千俱坏，理可引证，而秦越人所谓重阴者癫③之旨，询洞见人之脏腑矣。其

---

① 王朱氏案：指上一则医案。
② 争：相差。
③ 重阴者癫：《难经·二十难》："重阴者癫，重阳者狂。"

长叹不已者，肾主呻吟也。视地若窗棂，人扶立之不敢履者，坎隶于肾，坎者陷也，坎阳沦溺，志伤恐生，怯寒诸证蜂起。浮热汗出者，虚阳浮越也。视物朦胧者，火不烛物也。更征以面青白，脉微弱，则阳衰饮肆，愈无疑矣。呕出顽痰，则隧道不壅，中气颇能升降，所以人事稍清，诸证略减。先以燥土涤饮，燮理阴阳，用桂枝甘草龙骨牡蛎汤加苓、夏、附子，四服惊恐叹息之证已。次用苓桂术甘合六君子加附子、天麻、羚羊角。羚羊性灵，其精在角，杂用于堤土制水之中，性虽微寒，不助饮邪，借灵物以镇惊息风，乃逆从并用之方也。四服肉瞤筋惕之证平。终用真武汤坐镇北方，摄服龙蛇，则海不扬波矣。

桂枝甘草龙骨牡蛎汤

桂枝　甘草　龙骨　牡蛎

水煎，温服。

附痰因欲火郁结变生咳发怪病一则

族柳溪甫及冠，得咳发疾。渠家闻吾师王平石公，治侄心冲咳血吐发，用六味合玉女煎加螳螂而愈，检方欲进而不敢，延余至以定从违。余诊之，体肥脉滑，咳嗽吐白痰，痰中有发，由短而长，初四五分，今七八分，脚微白，上截淡黄，逐日而生。思索日夜，吾师成方难用。忆陈远公有怪病多生于痰之说，然犹豫不敢立方。适房兄杏村同寝，言及此子欲心早炽未遂，因获斯疾。余喜曰：得之矣，此病为欲火薰蒸痰涎而成。其发有脚。吾师案中载：发生胃脘，凡物遇土而生。论解最确，第病原不同，此宜祛痰开郁。遂主三因四七汤，决服六剂愈，仅四剂痰除发减矣。是疾吾师早有成方，弃而不用者，以病不属阴虚火燥，服之恐成痨瘵。今别生方法而取效如此，憾不起吾师于九原以相质证也。

按：师用螳螂治吐发疾者，盖螳螂善食发。螳螂目黄，食此即青色，从格物中悟出治法，故取效最捷。是亦猬令虎申，蛇令豹止，物有相制之义。

三因四七汤

半夏生姜汁炒，三钱　厚朴生姜汁炒，三钱　茯苓一两　紫苏二钱

附邪传厥阴少阴风水相搏病发奔豚一则

族慎斋于庚寅正月中旬，因感风寒，忽发风疹，疹隐则腹痛，服附子理中之属，月余更甚。二月杪，延余治。诊之脉弱，有物自少腹起，上冲咽喉，冲激时，雷鸣切痛，发作欲死，头面肿大，其痛少止，头面气消，其痛复作，小便不利。此乃肾邪挟肝气上逆，病名奔豚。气水相搏有滔天之势，故声若雷鸣上冲咽喉。水邪逆而不下，故小便不利。风气外行头面故痛止，风气内入少腹故痛作。即与茯苓桂枝甘草大枣汤数剂，复发疹，痛减大半，更服奔豚汤而愈。但须忌房事，多服补剂以善后。辛卯孀妇张朱氏患斯证，势危急，亦用前方而愈。因叹世之死于斯者甚多，皆由不善治耳。

附水饮射肺变生胸膈皮肤肌肉刺痛等证治经数月
不呕水汗出终莫能测一则

房济美于庚寅春患腹痛，延余。诊之脉迟弱，主温中之剂。病虽愈而脉如故，令其加意保养，庶免复发。至季秋病果复作，服原方不应，更医治之亦不应，至辛卯春仍延余。谓自去秋病发以来，至冬渐次小便短少，胸膈皮肤肌肉之分刺痛不休，内

腑无恙，每日午后更甚，昼夜张目不眠，匍匐床榻，病状苦不能诉。诊之脉虽沉迟，却有胃气，主术、附、姜、苓、桂、砂、沉香辈。余住其家数日，连延数医至，皆以余方为善，服数剂少平，过日复作如故。自是遍求名医，愈治愈危。至七月秒，适余住族玉峰家，其兄元吉来告曰：吾弟大肉已脱，日进参、茸而汗不止，且呕清涎，后事已备，请诊以决久暂。余至其家诊之，形色黯惨，生气索然，病势较前尤甚。审辨间，忽呕清涎盆许，大汗如雨，坐视片时，问胸膈尚刺痛否，曰：呕出此涎，刺痛即止，过日复如故，近日来大略如此，所服诸药如水激石，吾病恐不起矣。余曰：脉尚有胃气，难作凶论。细思呕水汗出，小便短少，乃是水邪射肺，肺居胸膈而主皮毛，故胸膈皮肤肌肉之分刺痛。心居肺下，水气凌之，则心君不宁，百体失令，故张目不眠，匍匐床榻。饮邪停蓄内腑，得一涌而出，而散在皮肤者，非从汗不能解，故呕汗之后，刺痛顿止，过日水邪续积，故病复作。不治水焉能愈？始悔前病机未露，见不及此，然亡羊补牢，犹未为晚。遂宗长沙水逆证治之，主五苓散。元以汗出不敢进，余曰：此水邪泛溢皮肤，当从汗泄，非汗脱者比，服之水道通利，汗必自止。一服果然。促令服数剂，痛亦稍减，随令服苓桂术甘汤决愈，不必别求方术。后服三十剂，身微浮肿，颈项强急。余以病机向外，原方加防风、附子，更增桂枝，服数剂，项强证减。仍服原方以收全功，服至五六十剂病愈，渐次复元矣。

苓桂术甘汤

茯苓　桂枝　白术　甘草炙

附中枢不运升降失职法宜扶阳培土
使中气有权升降自如一则

吾友谭君新伯，患滞下旬日，多方调治不应。余至时，腹痛，呕逆，里急后重，坐不离圊。就诊之，脉弦细，神疲力竭，刻难忍过。细思脉证，必是中枢不运，升降失职。法宜扶阳培土，使中气有权，升降自如则愈。遂主黄芽汤加桂枝、半夏。饮入于胃，听中气之旋转，领桂枝以升清阳，则后重无虑，领半夏以降浊阴，则呕逆自止，因腹痛更加砂仁醒脾胃而疏滞气。果一服而效。不日间，族求一患此证，因调治失宜，腹胀两便不通，势危急，求余治。亦是中枢不运，清阳下陷。升清而浊自降，用前方去半夏立效。

黄芽汤黄坤载

人参三钱　茯苓二钱　干姜二钱　甘草炙，二钱

水煎，温服。

按：此乃黄氏得意之方，从理中汤化而裁之。去白术之壅滞，易茯苓之淡渗，参、草养胃阴，姜、苓扶脾阳，阴阳合德，中极乃运，道家所谓黄芽生处坎离交也。

附午后鼓胀属离火不生艮土一则

吾友李君秋实，其冢嗣①克生病鼓胀，延余治。诊之脉弱，值午中腹渐胀，日晡胀甚，至次早又无恙，每日只辰食一顿，午食则胀不能堪，如是者累月。余以午后群阴用事，法宜扶阳，宗嘉言执中枢以运四旁，主附子理中汤。乃祖杰山公顾曰：是

---

① 冢嗣：嫡长子。

方已服数十剂，分两亦同，约服姜、附各数斤而病更进，何与？余曰：此方既已屡服，当为更之。默以朱子"阳生于子而极于午""阴生于午而极于子"之理准之，则附子理中乃此证的方，何投而不应？又思赵养葵有云：坤土为坎水所生，艮土为离火所生。附子补坎水以生坤土，不能补离火以生艮土。此病值午而腹渐胀，必艮土失离火之生也，欲补艮土须四君，补离火须远志、枣仁。翼早遂改四君子汤加远志、枣仁。杰公云：今方与昨大异，其理何在？余举朱子、赵氏之言以对。公喜曰：吾孙病痊矣。第理解深邃，非有道不能及此。果四服而愈。

备录方

败毒散

柴胡　前胡　羌活　独活　茯苓　枳壳　桔梗　川芎　甘草　薄荷

加生姜煎。加人参，名人参败毒散。

九味羌活汤

羌活　防风　苍术　细辛　白芷　川芎　黄芩　生地　甘草

加生姜、葱白煎。

吴氏达原饮

槟榔　厚朴　知母　黄芩　芍药　草果仁　甘草

白水煎。

吴氏清燥养营汤

知母　花粉　归身　白芍　甘草　生地　陈皮

加灯心煎。

吴氏三消饮

槟榔　厚朴　草果　知母　葛根　芍药　甘草　羌活　黄芩　柴胡　大黄

加姜枣煎。

栀子金花汤

黄连　黄芩　黄柏　栀子　大黄

水煎服。

化斑汤

石膏　知母　甘草　人参

白米煎。或加玄参、犀角。

消斑青黛汤

黄连　甘草　石膏　知母　柴胡　生地　玄参　山栀　犀
角　青黛　人参

苦酒与水煎。大便实者，去人参，加大黄。

元麦地黄汤

元参　麦冬　熟地　山药　茯苓　山茱肉酒润　丹皮　泽泻

地骨皮饮

当归　熟地　白芍　川芎　地骨皮　牡丹皮

水煎服。

八味逍遥散

柴胡　当归　白芍　白术　茯苓　甘草　丹皮　栀子

加煨姜、薄荷煎。

七福饮

人参　熟地　当归　白术　炙草　枣仁　远志

水煎，温服。

大补元煎

人参　山药炒　熟地　杜仲　当归　山茱肉　枸杞　炙草

水煎，温服。

六味回阳饮

人参　制附子　炮干姜　炙甘草　熟地黄　当归身

水煎，温服。

参苓白术散

人参　白术土炒　茯苓　甘草炙　山药炒　扁豆炒　薏仁炒
陈皮　砂仁　桔梗　莲肉去心，炒

姜枣引。

十全大补汤

人参　白术　茯苓　甘草炙　熟地　当归　白芍　川芎
黄芪　肉桂

姜枣引。

四君子汤

人参　白术　茯苓　甘草炙

加姜、枣煎。

六君子汤

人参　白术　茯苓　甘草炙　陈皮　半夏

加姜、枣煎。去半夏，名异功散。

补中益气汤

人参　白术土炒　黄芪蜜炙　甘草炙　陈皮　当归　升麻
柴胡

加姜、枣煎。

茯苓桂枝甘草大枣汤

茯苓　桂枝　甘草　大枣

甘澜水煎。作甘澜水法：取水一斗，置在盆内，以勺扬之，
水上有珠子五六千颗相逐，取用之。

奔豚汤

甘草　当归　芎藭　黄芩　芍药　半夏　生姜　生葛　甘
李根白皮

水煎，温服。

备急方

雷击散　治朱砂证，又名心经疗。初起脉散，牙关紧闭，心内发慌，手足麻木，闭目不语，喉肿心痛。医多不识，误认喉风，非也。此方并治一切感冒、瘟疫、痧证，皆能立效如神。

牙皂　北细辛各二钱半　朱砂　明雄黄各三钱半　枯矾　白芷各一钱　藿香三钱　枯梗　防风　木香　贯众　陈皮　苏薄荷　制半夏　甘草各二钱

共研极细末，贮瓶中，勿泄气，随带身旁。凡遇急证，取二三分，吹入鼻中，再用一二钱，姜汤冲服，服后安卧片时，汗出而愈。此方于乾隆元年间，贵州省疫疠盛行，忽于丹平山石壁上雷火击书此方，活人无数。道光元年，江南各省软脚瘟盛行，亦照此方治之，神效无比。

诸葛武侯平安散　专治一切痧闭证。

朱砂　明雄黄各一钱　牙硝　麝香　冰片各一分　硼砂三分

共研极细末，瓷瓶收贮。每用骨簪蘸点二三厘在大眼角内，点后忌热茶饮食，半日即愈。

川督普济丹

真茅山苍术三两　锦纹大黄六两　麝香须上好者，三钱　丁香六钱　真蟾酥九钱，烧酒化　甘草去皮，微炒，二两四钱　明天麻　朱砂研细水飞　雄黄研细水飞　麻黄去节，各三两六钱

上各为细末，须端阳日午时，于净室虔制。以蟾酥烧酒化为丸，如不胶粘，酌和以糯米粥浆，丸如莱菔子大，用朱砂为衣，候干，瓷瓶收贮。

八仙救苦针方　此方得之方外，无论男妇老幼，一切风湿寒凝气痛不能忍者，如法针之，无不神效。热痛及孕妇忌用。

熟艾七钱　麝香五分　冰片　牙硝各一钱　明雄黄三钱　母丁香　附子各二钱　上桂一钱半

上择丙丁日午时，共为细末，用上好皮纸卷作条子，以线绊约两头，外层加顶上红纸，再卷，务令极紧，乃用鸡子清刷之，阴干，数年不泄气。用时以针向灯上燃着，随用纸三五层，贴盖患处，将热针按于纸上，旋转熨之。病深者再燃再熨，立瘥。

以上四方，亲手历验。有心济世者，预备随带身旁，以应仓卒之急，功莫大焉。特及。

跋

朱君兰台善医。岁壬辰，吾母遘疾，诸医束手，得君诊视，旬日而安。因出其所著《疫证治例》示余，嘱跋其末。噫！医之道微矣。非神识超妙，思力精专，则不能会通乎二气五行之理；而非阅历多，运用熟，则亦不能随时变通，心手相调。君善读古书，别有神契，而又积数十年证验之功，神明于法而不拘拘①于法，所由超出乎时医之上也。抑余观君，博学多闻，善谈名理，于形家言，尤能批郤导窾，洞中肯綮，然则仅以善医目君，犹未足以尽君也。

壬辰六月天贶节②李长机谨跋

---

① 拘拘：拘泥貌。
② 天贶节：农历六月初六。

附 《疫证治例补》_{（朱光馥）}

疫厥论

疫之为病不一，而疫厥尤易混淆。我先君《疫证治例》一书，其论中道六经，既明且详，惟于厥证一节，未及标名异治。兹谨于中道条下，补曰"又有沴邪结遏阳气而发厥者名为疫厥"，则其旨庶几全备焉。

盖中道者，人身躯壳以内之油膜，阳气游行出入之道也。沴气由鼻而入，则伏于附肺之油膜；由口而入，则伏于附胃之油膜。伏留既久，郁结日甚，遂至阻遏阳气，不得行于躯壳之表，因而成厥，固不可与伤寒发厥混同论治也。盖厥在伤寒，经传少阴、厥阴，分寒分热，分表分里，表寒当归四逆汤，里寒四逆汤、通脉四逆汤、吴茱萸汤，表热四逆散，里热大承气汤、白头翁、白虎等汤，成法具在，用药对病者，无不应手而愈矣。若厥在疫病，乃是邪结油膜，阻阂阳气，不达于四末则厥手足，不达于肤表则厥身体，结深厥深，结微厥微，其状与伤寒之热深厥深热微厥微同，而治法则迥乎不同。盖此邪外不干经，表之固非；内不干腑，里之亦非；实热，硝、黄徒损脾胃，又非；阴寒，姜、附反助邪炽。若不取径入沴毒之品，力行透解，则胶结之邪，终莫溃传也。且沴邪始则伏留气道，久则胶固血脉，尤必相其为气分血分之邪，而用表里之药以导散之耳。邪在气分，吴氏达原饮辈，兼表加羌、葛、柴胡；或元阳素亏，沴虽热邪，恐从寒化，达原饮之知、芍、黄芩苦寒，非其所宜，但取草果、槟榔合败毒散；兼表里，吴氏三消饮。邪在血分，三甲散辈，兼表加羌、葛、柴胡或合四逆散，兼里或大便溏泻，重增芍药加枳实，或大便闭塞，合承气等汤，此犹为守成方者设也。若缠绵日久，治不获宜，邪气未解而正气又伤，有不宜于峻厉消耗者，尤当加意体察。总须相气分血分，导表导里，取平净化毒之品解疫散结，兼以扶正或攻补并行，寒温并进或先补后攻，先温后清，全在随证处方，万不可草率贻害也。此等临机应变，先君书言之最详，细玩自知方法，不赘。其或从此透解，渗邪已得溃传而仍厥者，又必相其果离中道，随入脏腑之寒热，出入厥少二阴，然后按伤寒表里寒热诸方治之，庶无不愈，此又理之所必然也。

予尝摩挲遗编，悉心领取。知先君学问既深，阅历益久，每遇是证，澄思渺虑，始出一方，无不应手取效。以达原饮解体厥，于族人棣志按①内载之；以三消饮解体厥，于李年友妻按内载之；以三甲散及四逆散加生地，泥浆水煎，破留着，除厥热，于家叔和亲按内载之。窃恐世之学者，将先君是书随手披阅，未及细心绅绎，一见为厥，概不审中结之邪，胶漆相投，油面相入，初未溃散传经，率以四逆辈治寒厥，承气辈治热厥，乌梅丸治寒热错杂，治之不效，以为吾按伤寒例治，非药之不验，乃病之不治也。甚或有攻下入口，变出寒证，或呕逆不食，或便利不禁，转用温补；温补入口，变出热证，或大渴索饮，或狂妄不讳，又用泻利。温而复下，下而复温，全不思变寒变热，皆缘药毒而致，坐此反复调治，不过以寒药解热毒，热药解寒毒已耳。究于固结之邪，有如以水投石，水去而石自若，害贻无底，终不悟也。近年疫更盛行，每与门人窃发斯旨，以附于先君卷末。倘阅者不我鄙夷，以之与先君书互相参证，领

---

① 按：通"案"。医案。

会全旨，一遇斯证，取予所定数方，相人元气之厚薄，变化运用其于活人也，未必无一臂之助。若更能触类旁通，进而求之，以得我先君所言"入乎法中超乎法外"之深意焉，则幸甚。

疫厥传疟发疹治验

陈君石麟，同里瑞澜先生四子也。辛亥六月初，在省病归，延余。诊之右关寸脉略洪数。询其病，云：自四月十九初发壮热，身体疼痛，日晡更甚，医屡治不效，遂成厥证。日数发，发则气逆上逼，胸次壅塞，两手厥冷，汗出漐漐，耳闭目眩鼻胀，舌时黄时白，身微热，头痛，遍身颗粒，如盘走珠，无有定所。月余来先后服疏表、清里、攻下、温补诸方，无寸效。余思之良久，实系疫邪蕴蓄气道，盘踞膜原，故一发则壅塞胸次，郁遏阳气，不达四末，故两手厥冷，汗出漐漐。至于耳闭目眩鼻胀，舌时黄时白，渗邪内扰空窍也；身热头痛，遍身走珠，渗邪外溢肌肤也。合参脉证，纯是疫邪为害，应作疫厥治，非伤寒、寒厥、热厥、寒热错杂之可比，无怪乎前医屡治而病日剧也。主以达原饮加羌、葛、柴胡，数剂后下黑溏数次，里气一通，厥解而病减半。改用人参败毒散，去独活、前胡，加归、芍、芦根辈，又数剂，表气亦通，而诸证悉除，每日但发寒热而已。余以渗邪虽经溃散，而势已转疟，即用小柴胡汤加常山、鳖甲等味，调近月余，病已如失。不意小愈数天，至闰六月二十一日，忽又两手厥冷，汗出气逼鼻胀，遍身走珠，依然如前。仍用人参败毒散四剂，珠粒消而大便溏，色转淡白，头颅四肢沉重，壅塞下移及腹，按湿疟例治，改用藿香正气散及柴胡平胃散，又数剂而诸证平。每日或间日，略觉心慌潮热，发过片时即止，下身微觉发痒疹，用归芪六君子汤，加北风、桑枝，服数剂，痒疹止而大便反溏泻，色仍淡白。余以旬日所服诸方，大意皆以升清降浊为主，兹得大便溏泻，渗从浊道出也。但邪伏太深，日尚略作潮势，不无余邪逗遛①难尽之虞。余因家务归，嘱守方再服数剂，不旬日而病全愈。

---

① 逗遛：同"逗留"。

春温兼疫邪在少阳治验

湘邵界有萧石安之子仕民者，甫岁半，患春温，医治连旬不效，延余视之。舌苔黄白而粗，口微有臭气，咳嗽呕逆，胸满，只堪仰卧平抱，竖坐抱之，殊难耐过，浑身发热，热止四肢微厥，厥止复热，每日夜发数次，无有定时，大便微溏，小便清长。参之指纹沉红，实系疫于气道，盘踞少阳，阻遏阳气，不达四末，以致厥逆。不可以疫挟胆热上薰之口臭舌黄，认作里热，指为热厥，而用攻下；又不可以疫不干阳明、太阳之二便清利，认作阴寒，指为寒厥，而用温补；更不可以疫挟少阳火气薰肺之咳嗽，误为外感而用疏表。厥而复热，热而复厥，明系少阳寒热往来见证，合参呕逆胸满，邪在少阳何疑。夫少阳居阴阳之界，司出入之门，故凡病传少阳，可使之外出三阳三阴之经，内入三阳之腑、三阴之脏，全在治者之引导若何耳。按诸经旨，少阳半表半里，禁汗禁下，维有和解一法，遂主小柴胡汤加草果、槟、朴径解疫邪，枳壳、桔梗扩开胸次。剂半厥热解，三剂其病如失。

疫厥邪结血脉治验

谢苍发之子志轩，壬子八月在青市染病，经余师兄颜、廖、陈诸君屡治不效。十月初归家，延余治。神识不清，妄见妄言，舌色深赤，口不甚渴，身微热，时自汗，四肢厥冷，小便微红，大便溏泻，完谷不化，每日夜二三次，内腑滞痛，时而冲于心胸，时而溜于脐腹，时而注于胁旁，一滞其处，痛甚如锥，脉沉细数无力。审确是疫，阅所服方，初进芦根方，继以败毒、三消、大小柴胡等汤续进，药本对证而日治日剧，殊难索解，细思其故，乃邪不在气分而在血分也。盖渗邪伏留中道，胶固血脉，阻遏阳气，不达四末，故四肢厥冷，《内经》血乃心之属，血中伏火，熏腾心家，故神识不清，妄见妄言，更征之小便微红，舌色深赤，口不甚渴，邪偏血分何疑。其内腑滞痛，上下左右，走注无定者，正先君所论缠绵中道，蕴蓄三焦，上极而下，下极而上，如胶投漆，莫之能离，如油入面，莫之能出之明验。欲破胶结之邪，非取三甲散不能也。然三甲散有破结之能，若不兼相表里以导之使出，恐渗邪虽得溃散，终有如闭城逐寇，徒令其东掠西窜，莫得其门而去。但此子外则身热微汗，既无表之可疏，内则大便溏泻，复无里之可攻。展转思维，《经》有血化于胃中之旨，血从胃中化，其邪不可引从胃腑去乎？虽是完谷不化，非损脾坏胃之硝、黄所宜，若取芍药之破血养血，一举两善，顺其势而导之，则得之矣。遂主三甲散，增重芍药一两，加枳实三钱，服二剂，便下秽恶，色如胶漆，神清病愈，家人喜极。余曰：脉仍沉数无力，正气衰微，而余邪又伏，不可续攻。改用甘平补脾扶正养血之剂，调近旬日，饮食渐思。忽然于日暮时，神昏僵卧，气息奄奄，浑身厥冷如冰，至五鼓，厥回热发，内腑走痛，依然如前。举室仓皇，速延余至。余曰：无忧，此乃正气将复，而余邪又发，进前三甲散方自愈。又三剂，果又下胶漆数次，脉亦静，其病如失。随用补养之剂，以复其体。

邪结血脉引从大小腑出治验

丙辰四月望日，彭明卿病，延余。诊之脉弱数，神昏谵语，舌苔黄粗，口渴欲饮热汤，耳聋口苦，汗出漐漐，每辰后，或午后，微恶寒，手足厥冷，时许，寒厥解，浑身发热，入暮更甚，大便溏，小便短红而痛。询其病始，家人曰：正月十六往矿山佣工，三月初八染病，廿八舆归，屡进医药，势日危。今先生尚以为可治否？余曰：近年疫气流行，染于矿山者多，不死于病，而死于药者亦多。此病与余前所治谢志轩之病大同小异。阅前医治方，概不知从血分透发，徒从气分清解，故病日剧。兹欲照治谢氏子例，以三甲散加减进之，尚在可救。遂主三甲散，去僵蚕、当归、牡蛎。因口苦耳聋，寒热往来，邪干少阳经腑，合四逆散疏少阳之表，加黄芩清少阳之里；因小便短红而痛，邪蓄膀胱营分，加阿胶、滑石育阴利水，令邪在下焦者导从太阳腑出。其去当归、僵蚕者，以汗出漐漐，恐其辛散发汗。然外邪从汗而泄，不宜发亦不宜止，故去牡蛎之涩以固汗，且内无滞痛，又不欲其咸以软坚也。服三剂，小便不痛渐长，病松半。仍照治谢氏子例，于前方中增重芍药一两。三剂，便下秽恶，厥热解；四剂，诸证平，食渐思。不意伊因家寒停剂，兼以小愈数天，误食猪舌一枚，是夜复谵语，耳聋，口苦，小便短红而痛，又延余，改用柴胡猪苓汤，去法夏、姜、枣，加生地，泥浆水煎，服数剂而愈。

邪伏中道不发厥不传经缠绵日久治不获宜邪未解而正已伤兼用清补正渐复而邪仍不解兼用攻补而表里分导治验

丙辰冬，是编成。适族奎峰君之长媳孀妇曾氏，体素羸弱，因其夫春月患疫，侍奉汤药近两月，相染不觉。夫丧后，始觉心中时烦闷，无他苦，秋间吐血数口。医用清凉，血立止。至仲冬月初，天行温令，复感病发，身微恶寒。医用五积散，寒止。遂发热无汗，更数医，议用柴胡、白虎、养营、承气、龙胆泻肝等汤，日治而病日剧。

月杪，延余治。面色晦滞，舌苔浮白，舌底深赤，体困耳聋，旬余昼夜不眠，心中烦热，刻难耐过，倦卧床褥，呻吟不已，呕逆，大便下利红水，小便频数，前后二阴临便时胀迫难堪①。诊之脉弱数，右寸略洪大。合参病证，势危迫，细审之，乃是伏邪历久胶结中道为害，幸而阳气未被阻塞发厥耳。设若发厥，议攻下之不效者，又必反而用温补，一误再误，是妇尚有生机耶？盖渗伏中道，外不干经，原属热邪，故五积温经之剂反助邪炽，遂变发热无汗，烦热难耐之证；内不干腑，故承气攻下之剂徒伤脾胃，又变呕逆，下利红水，小便频数之证，甚至正气下坠，临便时前后胀迫难堪。若犹不从中道透发，兼扶正以导散表里，恐渗邪终莫解散，而元气日就剥消也。

乃主小柴胡合猪苓汤，去猪苓、姜、枣，用泥浆水煎，助方中黄芩、甘草轻清以透解疫邪，取丽参匡扶正气，苓、夏和胃降逆，柴胡轻轻升疏，导从表散，滑、泽、阿胶育阴利水，导从里解。比服剂半，是夜熟睡时许，呻吟立止。次早告其夫

---

① 堪：原作"瑎"，据文义改。

弟及春曰：吾病松，不死矣。又三剂，大小便不胀迫，呕逆止。方中去法夏加芦根，守服旬日，食渐思，正渐复。因大便七八日不行，方内去滑、泽、芦根，加鳖甲、龟甲、䗪虫、蝉蜕、肉苁蓉、生地、枳、芍攻补并进，二剂大便二次，里气通，烦热解。仍去鳖甲等，用原方加归、芍，守服二三日。时值天变雨雪栗烈，梳头感寒，入暮干咳，两颧红赤，发热呕逆依然如前，脉略洪紧，于方中加北风、杏仁、广皮、法夏、枳、桔等服一剂，至五鼓汗出，表气通，热退身凉而呕止。因干咳，脉不紧仍数，改用小柴胡合清燥救肺汤加减，六七剂咳不干，耳始聪。但精神尚在疲倦，时而心有微烦，时而口吐臭痰，是邪伏太久，从前误治伤正，故正气难复，余邪难尽，改甘平补剂略加清解。余因岁暮他往，嘱守方缓缓调理，余邪尽，补养以复其元。

时有旁观者叹曰：曾氏愈矣，其夫春月之病势略与其类，设获先生以活法调治，可救与？余曰：命之长短有数，何悔。

上附治验五案

前编专为疫厥而补。第邪伏中道，有发厥，有不发厥。其发厥者，先君言约旨微，余既窃取其义而昌明之，又于气分血分，各附两案，证以实效。其不发厥者，先君论明治详，本无庸赘，然所附曾氏一案，似于先君论治外别有神悟，方虽殊而法则同，姑录出，益足征先君所云渗邪缠绵中道，当从中道驱逐之，其法不可易也。至于传布六经，按伤寒六经例治，先君固又言之凿凿。而《内经·厥论篇》所云六经脉之厥状病能①，杂病有暴厥、大厥、薄厥、尸厥、煎厥、肾厥、气厥、血厥、蛔厥、食厥、痰厥、寒厥、热厥、骨厥、骭厥、酒厥、风厥、痹厥、痿厥种种名目，其病情与疫厥迥别。且前贤方书充栋，分途别治，议论透彻。余学识肤浅，虽或稍有治验概不附入，以致混淆，且免画蛇添足之诮，阅者谅之。

---

① 能：通"态"。

书《疫证治例补》后

丙辰冬，朱君树桂过敝庐，手大著相示，标曰《疫证治例补》。并言：先君研治医道数十年，撰述数十卷。《疫证治例》一书，先君所著也，内容分若干卷，为编几十有几，凡疫证一途，可谓包括无遗，独疫厥之证，未及标名其治，于是世之人罔罔①混淆，屡治屡偾。是证确发于中道，系渗邪结遏阳气所致，苟不从中道解疫通气，而作伤寒厥以治之者，鲜不败事。用是于先君原书之后，作《疫证治例补》凡若干条，专言疫厥致病之由，与夫平日解病之方并述于篇。倘业是道者以参证先君原书，盖不无小补焉。行将授梓，子曷为跋诸其末？

正庸受书展读，不觉慨叹，盖医之为道，诚难之难矣，精微奥妙，辨析只在毫芒。业医者苟不潜心考究，融会贯通，执一隅之见以治人病，而欲不偾事也，得乎？君为太廓先生之子，早岁通经史，屡试有司②不第，乃愤志学医，秉承家训，学问别群。是书独出心裁，发前人所未发，其活人救世之功，岂浅鲜哉！

世晚生李正庸谨识

---

① 罔罔：通"惘惘"，迷惑无知貌。
② 有司：官吏。此指科举考试。古代设官分职，各有专司，故称。

校注后记

　　清代朱增籍撰著的《疫证治例》五卷，是一部治疫专著。在新冠疫情背景下，《疫证治例》的整理研究与出版，具有重要意义。课题组在对该书进行校勘、注释的过程中，着重考证了如下几个方面的问题。

一、作者

　　朱增籍，字兰台，号太廓子，湖南湘乡人，生活于清代道光至光绪年间，具体生卒年不详。初习儒，后随王平石学医，于石龙山（湖南省双峰县）研读医经。对张仲景《伤寒论》《金匮要略》体会颇深，于疫病独具匠心。朱氏所处的时代多发水旱疫疠之灾，其族人、友人多有感染疫病者，朱氏为其医治时，深感前人立论出方彼此不同，茫无定律，于是总结三十余年治疫经验，撰成《疫证治例》五卷。

　　多部工具书如《中医人物辞典》《全国中医图书联合目录》《中国中医古籍总目》《中国古医籍书目提要》《中国医籍通考》《中国医籍大辞典》等，误将《疫证治例》作者著录为"朱兰台，字增籍"。考《疫证治例》三篇他序中称其为"朱君兰台"，自序中自称"籍"五处，每卷卷端均题"湘乡太廓子朱增籍兰台氏著"。可见增籍是名，兰台是字。

二、版本

1. 目录工具书中的记载

　　《中国中医古籍总目》《中国古医籍书目提要》《中国医籍

通考》《中国医籍续考》都有关于本书的记载，有详有略。《中国分省医籍考》无收录。《湘乡县志》有嘉庆、道光、同治时期的记录，无光绪以后的记录。

2. 现存版本及馆藏情况

据《中国中医古籍总目》记载，《疫证治例》现存两种版本。

版本一：清光绪十八年（1892）易知堂刻本，收藏于中国中医科学院图书馆、中国医学科学院图书馆、辽宁省图书馆、上海图书馆、湖南省图书馆、湖南中医药大学图书馆等单位。该版本卷首有 4 篇序文，1 篇凡例，卷尾有跋。版式四周双边，黑单鱼尾，每半叶 8 行，每行 20 字。版框高 176 毫米，宽 120 毫米。扉页背面正中有牌记"光绪壬辰夏易知堂藏板"，左下角记有"梓人戴升廷率男永年刊"。

版本二：《中国中医古籍总目》记载"1916 年刻本，附《疫证治例补》"，收藏于中国中医科学院图书馆。经实地调研，该版本一函三册，三卷附一卷。前三卷与易知堂本同版，书品不好，多处残缺，无易知堂本第四卷内容。《疫证治例补》在第三册后半部分，有牌记"民国五年丙辰冬月"，共 20 叶，约 6 千字，版心标一"论"字，正文共七篇，其后有"书《疫证治例补》后"跋文，落款"世晚生李正庸谨识"。可见，此版本为清光绪十八年易知堂刻本残本与《疫证治例补》的合订本，并非《疫证治例》的另一个版本。

《疫证治例补》，朱增籍之子朱光馥撰，一卷一册单行本，湖南省图书馆收藏，版本与上述中国中医科学院图书馆藏《疫证治例》后所附《疫证治例补》相同。该书封面有书名，封面背面有"宝庆/疫证治例/原书发兑"字样（宝庆，今湖南邵阳市）。从内容看，本书是对《疫证治例》的补充。《中国中医古籍总目》未见著录。

总之，《疫证治例》目前已知仅一种版本，即清光绪十八年易知堂刻本。本次整理即以清光绪十八年易知堂刻本为工作底本。

三、内容与体例

《疫证治例》卷一至卷三载疫病论、邪留中道治例以及六经证治例，逐条分析疫证，并附方药。朱氏溯厥病由，悟出诊入口鼻，直干气道，与伤寒始异终同，出入不外乎六经之理。诊断治疗上也多遵从六经辨证，辨疫证为太阳疫、阳明疫、少阳疫、太阴疫、少阴疫、厥阴疫，并自创芦根方。卷三后还附刘宏璧的《瘟病治例》。卷四至卷五专录医案，并附方药。

是书编写体例在凡例中叙述颇详。全书共载方154首，所载方的来源有三：其一，除芦根方外，大部分出自仲景。其二，仲景书所未备者，取前贤名方附之，旁注姓名，以明方所从来。书中所取前贤名方有张景岳、刘河间、陶节庵、钱仲阳、吴又可之方。其三，某方未注姓字者，是朱氏得诸方外别传，并亲手取效者。

方后所载方解出处有二。其一，方解全录自前贤旧说者，必首列姓名。书中引用了汪切庵、程知、崔行功、罗东逸、罗谦辅、赵羽皇、李士材、吴琨、柯韵伯、陈来章、张令韶、钱斗保、方有执、程郊倩、喻嘉言、成无己、陈修园等十多位前贤的论述。其二，朱氏自己的见解，以"按"字标出。

书中记载验案丰富，卷四载30则、卷五载26则，卷三《瘟病治例》插载5则，共计61则医案。所载医案分为两类：一是治疫医案，皆朱氏生平亲见效验者；一是六淫、劳伤、杂病医案，因自序中有"出入不出乎六经之理""六经万病之溪"等语，故附数十则相关医案以发其凡。

四、学术观点

1. 对病因的认识

朱氏提出六沴致疫说，认为疫病的病因为"六沴之气"，"风寒暑湿燥火，六气失时，发为六沴"。沴气发生在"阴阳胜复，二五驳杂"之候，阴阳胜复指阴阳盛衰的不平衡发展，二五驳杂指阴阳与五行交错混杂。即疫病的流行常发生于自然界气候异常之时。

2. 对感邪途径的认识

朱氏在继承吴又可"邪从口鼻而入"观点的基础上，提出"口鼻受邪，直干肺胃，稽留气道，蕴蓄躯壳，病发为疫"。天地之气清浊混淆，人生于天地间，因呼吸吐纳感受沴气，故沴邪由口鼻而入。口鼻直连肺胃，因此疫病初起即可见咳嗽、恶心、呕吐等邪陷肺胃的症状，且沴气弥漫，使人莫名其状，莫觉其所，神志不清。随后沴气缠绵中道，出现弥漫三焦之症状。若仍不驱邪，则沴邪溃散，根据患者元气之厚薄、脏腑之寒热而出入三阳三阴。

3. 辨证治疫

朱氏论治疫病条理清晰，分型明确，根据沴气在人体的传变途径将疫病分为三个阶段，即：初起直中肺胃，中期邪蕴三焦，邪溃出入三阳三阴。

第一个阶段：初起直中肺胃。初感疫病，沴邪由口鼻入，直干肺胃。症见面色晦滞，咳嗽，呕吐，先憎寒而后壮热，或壮热微觉恶寒，其热入暮更甚，无汗，头颅紧箍，神识不清，扰乱烦躁，脉沉，中取迟数，舌色白、黄、黑皆可见，多有肿者。

渗邪初入皆为热邪，疫病虽初见壮热、神志不清，但不可误辨为里实热证，其区别在于：疫病可见头颅紧箍，内腑挥霍缭乱，脐腹板实不灵。若误诊为里实热证而辄用寒凉，则将掩遏邪气，难以逐邪。

朱氏治疗此证采用"清肺益胃，透发渗毒"之法，并自创芦根方：芦根（鲜者一二两，干者五六钱）、全蝉蜕（去泥土，三钱）、僵蚕（三钱）、金银花（三钱）、生甘草（二钱）、薄荷（二钱）。方中芦根甘寒，归肺、胃经，益胃清热，解渗毒而不伤正，朱氏称其为肺胃要药；蝉蜕、僵蚕，取其善脱善化之效，疏散渗邪；薄荷辛凉透表；金银花、甘草清热化毒。本方直达肺胃，共奏透解渗毒之功，朱氏在原书中记录了多则芦根方医案，无不应手取效。

第二个阶段：中期邪蕴三焦。若渗邪胶固，服芦根方不愈，则说明渗气已缠绵于中道，轻者郁结上焦，中者郁结上中二焦，重者蕴蓄三焦。此时当从中道驱邪。

邪结在上，症见心胸壅塞，虚烦不眠，用栀子豉汤；气冲咽喉，兼有饮邪者，用瓜蒂散；头面肿大，口疮目赤者，用二黄汤。

邪结上中，则有虚实之分，虚则痞满，实则结胸。痞满者，按之自濡，其脉关上浮，用泻心汤辈；结胸者，痛不可近，其脉沉紧，用陷胸辈。痞满、结胸二症，若在伤寒则为误下导致，而出现在疫病中，则不经过误下之传变，为渗气直中所致。两处虽病机不同，治法却相似。

若渗气缠绵，上极而下，下极而上，则最终弥漫三焦。此时表里俱实，症见大热烦渴，吐衄，尿赤而涩，便血，烦热惊狂，脉洪数，方用防风通圣散、三黄石膏汤、犀角地黄汤辈。

第三个阶段：邪溃出入三阳三阴。若中道渗邪已发，病仍不愈，说明邪已溃散，渗气溃散出入六经与脏腑，再随体质之阴阳、元气之厚薄、正气之恢复与否加以传化。渗气溃散有"出入"两条途径：出则三阳、三阴之经，入则三阳之腑、三阴之脏。

素体阳盛者，传三阳经、腑。邪出太阳之经，用麻黄、桂枝、青龙汤可解；邪入太阳之腑，宜桂苓甘露饮、导赤散之属。邪出阳明之经，用葛根汤、升麻葛根汤；邪入阳明之腑，则白虎汤、承气汤辈。邪出少阳之经，小柴胡汤去黄芩，以柴胡为君疏少阳表邪；邪入少阳之腑，则以小柴胡汤君黄芩，清少阳腑热。

素体阴盛者，传三阴经、脏。出太阴之经，桂枝加芍药汤；少阴之经，麻黄附子细辛汤、四逆散；厥阴之经，当归四逆汤辈。而入三阴之脏，则需分热化、寒化。元气旺则热化，用黄连阿胶汤、桂枝大黄汤、白头翁汤辈。元气衰则寒化，疫病虽有寒化之象，但渗气终属热邪，若服四逆辈则能扶阳却不能祛渗，还应视正气之恢复情况而选择用药。如正气将复，可以清润之品为主，寓补于攻，用玄、麦、生地及黄龙汤辈；如正气未复，则应清补兼投，寒温并进，用炙甘草汤、乌梅丸、白通加猪胆汁汤辈。

4. 临床鉴别

朱氏还重视疫病与伤寒的鉴别。强调疫病"初治与伤寒迥异，及其传布六经则一也"，可见疫病与伤寒的差异重点在于初起。为此，朱氏从色、舌、神、气、耳、热、头、腹、觉、脉十个方面，细述了两者的临床鉴别要点。由于疫病初起时就有邪留中道的表现，若此时辨病没有把握，也可照伤寒法治之，先使用败毒散、羌活汤、小柴胡汤等疏散邪气，若不愈，再以疫病论治不迟。只需注意不可辨为里实热证而辄用寒凉，掩遏邪气。

五、学术价值及影响

《疫证治例》为疫病学专著，书中推崇张仲景六经辨证，治疗也多遵从六经分证，辨疫证为太阳疫、阳明疫、少阳疫、太阴疫、少阴疫、厥阴疫。对疫病的病因、感邪途径、传变规律、辨证论治、方药应用等方面提出了独到的见解，形成了别具一格的辨疫理论体系。书中论治疫病条理清晰，有论、有案、有方、有鉴别，体系完整，独具特色，并有临床疗效支撑，为温病学说的发展做出了贡献，也为现代临床治疗疫病提供了宝贵的经验。

从《疫证治例》中可以看到中医学师徒传承和家族传承的特点。有多名学生参与到该书的编撰过程中。卷首见"诸门子参订"，正文叙及方正、颜益善（泽腾）、匡凤阁等门人跟诊情况，有颜益善按语（见卷二），还引用了颜益善的《三甲散论》（见卷四），又有其子朱光馥按语若干（见卷四、卷五）。更重要的是，其子朱光馥于民国五年（1916）出版了《疫证治例补》一卷，该书共八篇：第一篇《疫厥论》是对《疫证治例》厥证的补充；第二篇到第六篇为《疫厥传疟发疹治验》《春温兼疫邪在少阳治验》《疫厥邪结血脉治验》《邪结血脉引从大小腑出治验》《邪伏中道不发厥不传经缠绵日久治不获宜邪未解而正已伤兼用清补正渐复而邪仍不解兼用攻补而表里分导治验》，记载了五则治疫医案；第七篇《右附治验五案》是对《疫厥论》与医案的补充说明；第八篇《书疫证治例补后》署名李正庸，是一篇跋文。可见，该书是对《疫证治例》的补充和完善，也是对其父学术的补充和发展。

总 书 目